自然療法が「体《からだ》」を変える

東城百合子

三笠書房

はじめに

食べものが人生を変える

――「元気で、病気知らずの人生を送る人」には理由があります

私は若い頃、重症の結核に苦しみ、ストレプトマイシンというクスリを頼りにしたことがあります。

しかし、一時的に良くなっても完治することはなく、薬害で苦しみ、どんどん悪化していきました。

そして窮地に追い込まれた時、「自然にかえりなさい」と「自然の力」で病気を克服した医師に叱咤激励されたのです。これが「自然療法」との出会いでした。

自然にかえることを心がけたら、死にかけていた私の体も徐々に回復していきました。自然の力に助けられたのです。自然治癒力という言葉がある通り、病気は「自然」が治してくれるものなのです。そして、それから五十年、この自然の力をお伝えしたく、私は元気で全国をとんで歩いています。

「自然の力」は目に見えません。でもこの見えない力を、自然治癒力といいます。私は体

を通してこの力を実感することができました。ですから、病気になっても「自分が治す」と突っ張る必要はありません。

「自然療法」をよく理解して実行したら、ガンも難病も治ります。医学的に治らないといわれた病気でも、自然の力で運命の大転換が起こり救われた人たちを、私はたくさん知っています。本書に紹介した治癒体験の人々はその実例です。ただし、人は天命で生まれ、天命で還るその時は死にます。これも自然の力です。


食べものには、食品成分表に出てくる栄養素以外に、数値として明らかにできない「いのち」という力が含まれています。このことを忘れてはいけないと思います。

私たちの先祖たちは、日々口にする食べものにどのような栄養素が含まれているかなど知りませんでした。それでも、見えない自然の力の尊さは知っていたのです。

「食べものを粗末にしたら、お天道《てんとう》さまに申しわけない。目がつぶれる」といっては、見えない「いのち」に対して感謝の気持ちを忘れないようにしました。

でも今は、「目がつぶれるはずがないよ。そんなのは迷信だよ」というでしょう。

確かに視力がなくなるようなことはありませんが、心の目はつぶれます。心の目がつぶれてしまえば、見えない自然の力を感じとることができず、自然への感謝の心を忘れます。それこそが不幸のもとなのです。

だいたい大病をする時は、神経が鈍くなっています。神経が鈍感になっているから、体が発するシグナルに気づけなかったのです。

病気というのは、これまでの生き方や生活習慣を見直してみなさい、という天からの親切な手紙をいただいたということです。それをどう読むのか、ここに気づくことが大切です。

誤りに気づいて改善すれば、「自然の力」が癒していってくれます。それを実行するのは自分です。

※本文中、太字の箇所は、自然療法の手当てなどです。実践法については、第5章を参照して下さい。

目次

第2章　今日とる食事があなたの運命を変える

第3章 「自然の見えない力」を味方につける秘訣

第4章　【喜びの体験談】治らないといわれた病も克服できる

第5章 〔イラスト図解〕自然療法の食事と手当て法

挿画　高橋由為子

第1章

病気は体内の「調和がくずれたところ」に発生する

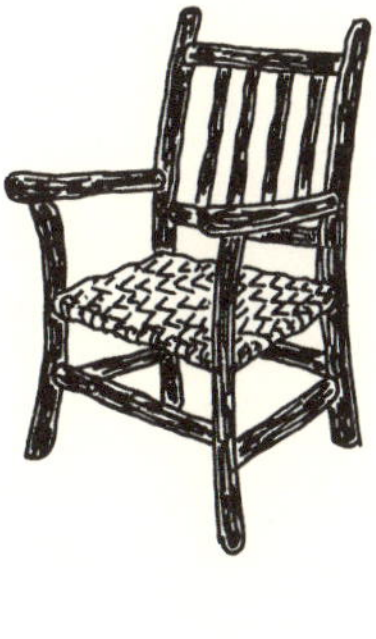

細胞が活発になれば、病気は治る

私たち人間の体は六十兆の細胞から成り立っています。

そしてこの細胞が開いた時に栄養をもらい、閉じる時に老廃物を出します。こうした開閉運動が内臓を動かし新陳代謝を行っているから、健康に生きることができるのです。

細胞の働きが鈍くなると、毒素も排出できなければ、栄養補給もできなくなります。こうした状態が、病気なのです。

細胞に活力を与えるのは食べものです。食べものの持つ栄養を体全体に運ぶのは血液ですが、血液が汚れるような食べ方をすれば、血液は働けなくなります。

血液が健康できれいな時は、血球は丸くしっかりとしています。ところが、酸性過多になると核が溶けてしまい、血球の形がくずれてしまうのです。例えば砂糖を多く食べると血球がくずれてしまいます。

病人の血液はほとんど酸性で、酸素の運搬や栄養の運搬ができない状態になっています。ガンになると、さらに血球の形がくずれてドロッとしてしまいます。

つまり、病気は血液のよどみがひどいほど、悪性で治りにくいということです。

とはいえ、血液は常に新生、再生され変化していますから、汚れた血液でも、食べものを正せば、正常な血液に変化し、全身の細胞も健康で活発になります。

体が疲れたり弱ったりした時、「自然療法」では、体の外側からコンニャク、ショウガ、ビワの葉などで手当てをしたりします（やり方については第5章参照）。

また、穀類、豆類、根菜、野草や薬草、あるいは海草や小魚など体に良い食べものを努めて食べることを勧めますが、これは、これらに宿るいのち、自然からの見えないエネルギーを、体に注ぎ込むためなのです。

こうした血液や細胞の働きを見ると、私たちは食べものに生かされていることがわかります。

間違った食べものを多く食べるだけでなく、心を閉ざすことがあっても、細胞は活発に働けません。イライラや心の暗さが神経を硬化させてしまうからです。ここに、心のあり方の大切さがあるのです。私が提唱している「自然療法」は結局は、細胞が活発に働けるように導くものです。

「神経」が硬直すると運命も閉ざされる

神経とは、神の経と書くように、神、すなわち大いなる自然の力が動かすものです。

この大いなる自然の力をどう受けとめるか。受けとめ方で、人生も健康も、大きく変わります。いわば運命を開く鍵ともなるのですから、この受けとめ方を学ぶことは大切なことです。

神経は丈夫な管で守られています。ところが、カルシウムやミネラルその他の栄養素が不足すると、この管がもろくなり、さまざまな刺激がダイレクトに神経にピリピリと響くようになってしまうのです。

すると、怒りっぽくなったり、何かと涙ぐんだり、あるいはヒステリックになったりと、感情的になりやすくなり、心のゆとりを失うのです。

「生命の誕生」の原点にまで遡《さかのぼ》って見ていくと、人間の体は精子と卵子が合体して細胞分裂がはじまり、十カ月で六十兆もの細胞になって誕生します。この過程で、細胞一つひとつの中に細胞を動かす神経が入ります。

細胞の一つひとつを動かすのは、この神経なのです。細胞を動かす、その大もとは自然の力ですが、脳からの指令で、神経という伝令がそれぞれの内臓を動かしているのです。ですから、脳神経がピリピリとして疲れると、全身の細胞も働けなくなるのです。

例えば、自分の思うようにいかない時、あのせいでこうなった、このせいでああなったと、心を暗くしていらつくと、顔もそのような表情になります。いくら怒っていないと口でごまかしても、声はとがっています。言葉は心の表現なので、きびしい心であれば、全体の雰囲気もとげとげしくなります。

これは、細胞の働きが硬直すると、心もとげとげしくなることを表しています。神経が硬直したら細胞も働けなくなるのです。その神経は心とともに働き、心の姿を表現します。心のように内臓も働くから、血液の流れの悪いところに病気という形で現れてくるのです。

神経は神、すなわち大いなる自然の力が動かすもの、つまり神経のコントロールタワーは宇宙です。だから心を閉ざして神経を硬直させると、運命も閉ざされます。

それは宇宙からの働きに自分でブレーキをかけてしまうからです。ここに、いのちの姿を見ることができない、心の姿があるのです。

食べものも、この宇宙の力で育てられています。そこに人間の力の及ばない、いのちの働きがあるのです。

だから、食べることが、栄養学でいうところの分析的な物質を食べるのか、それともいのちをいただくことなのかは、神経の働きを通して体感した時にわかることです。

いのちは自然からのいただきものですが、それを自分のものと錯覚しているところに大きな間違いがあるのです。

この力は、頭ではわかりません。実践した時に体で感じることなのです。医学で治らない病気が治り、運命も開かれていくのは、神経の働きをどう導くかにかかっています。それは「心の根育て」が大切だということです。

食習慣から手にとるようにわかる「その人の内臓の様子」

何事にも偶然はありません。すべて必然です。根がないところに枝葉は出てこないのです。

病気になった時も、病気という枝葉を追いかけるのではなく、根が何であるかまで掘り下げていくことが重要です。

「自然療法」は自然にかえる道を学ぶためのものであって、病気治しが主目的ではありません。

現代医学は体を分割して考え、出てきた病気という現象だけを診て治そうとしますが、病気を引きおこしている根本的な体質を変えることはしません。ここが自然療法との大きな違いです。

病気として出てきた根を正すことで、大もとの細胞に活力を与えて体質を変えるのが、自然療法の目的です。

病気を発生させた根を知るためには、これまでの食事や生活を遡《さかのぼ》って考えていきます。

動物性食品、植物性食品、食品添加物をどのくらい食べているか。食べ方が早いか遅いか。主食が多いか少ないか。味つけはどうか。間食をするか。季節のものをとり入れているかなど、食事の内容について尋ねていくと、内臓の様子や体質がわかってきます。

つまり、治りにくい病気は生活習慣病なのです。日々の食生活の積み上げです。例えば、動物性食品や塩分の摂取量が多い人は、細胞が硬化して、血管系や脳や心臓の病気になりやすく、性格も短気で怒りっぽくなります。

これとは逆に、野菜や果物や甘いものが多くなると、塩分が抜けて細胞がゆるむので陰性の体質になります。すると、貧血、冷え性、内臓下垂、無気力症などになり、不平不満やイライラがつのるようになります。いずれにしても、とり過ぎは良い結果を生まないのです。

自然はすべて相対する二つのものが調和することで成り立っています。男と女、夜と昼、右と左、怒りと安らぎ、静と動などなど数えあげたらきりがありませんが、これらの二つがバランスをとり合うことで成り立っているのが自然です。

ですから、摂取する食べものについても、酸とアルカリ、陰と陽といった両者の調和がくずれると、病気が発生するのです。

そして自然療法的な考え方をすれば、病気は不幸ではなく、むしろ不自然な生活や生き方に気づかせてくれたのだから、幸せを育てるための、またとないチャンスなのです。

病気のもとは、すべて酸素不足といっていい

私たちは無意識に呼吸をしていますが、吸い込んだ空気は気管支を通って、肺の中の細かい気管の奥まで入っていきます。そこにはブドウの房のような小さな袋が数億も集まった肺胞があります。この肺胞には、毛細血管が網の目のように巻きついています。この毛細血管より、吸い込まれた酸素が血管の中に入ります。

若い頃、私はこの肺胞が機能しなくなったために、酸素と炭酸ガスの交換ができなくなり、酸素不足で死にかけました。肺結核です。

肺結核や気管支炎など、呼吸器が悪くなると食欲がなくなってやせてくるのは、

肺が働いてくれないために酸素不足になり、胃、腸、肝臓、腎臓が機能を果たせなくなるからです。つまり、肺結核は、肺だけではなく全身の病《やまい》なのです。

呼吸の回数や一回の呼吸の深さは、肺がコントロールするのではなく、自律神経が調整しています。心配事があると息苦しくなって、呼吸は浅くなります。これはコントロールタワーである脳に心の動きが伝えられ、自律神経が混乱するからです。

つまり、筋肉の動きはもちろん、心理的要素も呼吸に影響を及ぼすのです。

心にゆとりのない生活をしていると、呼吸が浅くなり、充分酸素をとり入れることができません。こんな時は、心を開いてゆったりした気分になり、まず肺の空気を吐き出します。すると、吐き出した分だけの空気が肺に入ってきます。

入れる前に、まず出すことです。出さずにため込むと、詰まって苦しむことになるからです。

肺が詰まると、胃腸も肝臓も腎臓も、浄化のために多く働かなくてはいけなくなります。体はバラバラではありません。助け合って健康を保っているのですから、ひとつの機能が衰えると、連鎖的に悪い影響を及ぼすことになるのです。

呼吸は吐くことが肝心

不安になれば吐息になり、腹が立てば呼吸がカッカッと乱れます。安らかな長い息ができない結果、病気になり、短いいのちになってしまうのです。自然にまかせた不安のない呼吸や暮らし方をしていたら、自然と長生きになります。

健康とは、求めて作るものではなく、日常の中の生き方が生み出すものなのです。

脳卒中で倒れて生死の境をさまよった方が、絶望のどん底から奇跡的に再起されました。

その方は病に倒れてみて、その原因に気づいたといわれます。

病気は体を病むことですが、心と体のかかわりを二つに分けることはできないこと、体だけの病気はないこと、心に何か問題があったから、不摂生があるから病気になることがわかったのだそうです。

病から解放されるには、〝病の原因が自分自身にある〟と素直に認めることです。

〝皆さんのおかげ〟という感謝を知らない心のおごりがなかったか、忙しいと焦る生き方に救いようのないエゴがなかったか、人を生かそうとしない身勝手さがなかったかなど、病身は不浄より生じたものであると気づいたというのです。

この方が行った呼吸法が教えるものは、吸う息と吐く息のかかわり方です。

長い息を吐くためには、お腹の中にいっぱい空気を吸わなくてはいけないと思われがちですが、いっぱい吸い込もうとすれば呼吸が乱れて気ぜわしくなります。

だから、吸い込むことを後回しに考えて、お腹の中の空気を静かに吐き出します。するとと空気は体の中に何の努力もなく入ってきます。

この呼吸法は、いつでもどこでもできるものです。少し疲れた時、電車やバスを待っている時、歩きながらでも、寝ながらでも、心がけてさえいればたやすくできるので、実に気軽な気分爽快法です。

自然界の循環の中では、濁った水も、汚れた空気も、常に澄もうとします。これと同じで、病んだ体も常に治ろうとする働きがあります。この働きや流れを止めてしまうのが人間の我です。

呼吸にしても、焦って入れようとするから自然の流れを止めるのです。入れる前に吐ききってしまえば、自然に外から入ってくるものなのです。呼吸はまず吐き出すことからです。

人生もまたこれと同じで、お金も物も大切と、にぎりしめるのでなく、力も汗も知恵も親切も出しきる。つまり、自分ばかり大切にせず、解放することです。

年中風邪をひく人は、食べ過ぎ、飲み過ぎに注意！

私たちは、タバコや排気ガス、煤煙、公害物質などで常に汚染されています。それを体は必死に防衛し、保護しようと、私たちが疲れて眠っている時も、休みなくフル回転して働き続けているのです。

ところが、体に負担がかかり過ぎると、異常が起こります。

例えば、食べたいからと食欲にまかせて、食べ過ぎたり飲み過ぎたりすると、胃腸は疲れて消化しきれなくなります。消化しきれなかった汚れを、肝臓は引き受けて浄化しようとします。

また、腎臓は血液の浄化で頑張ります。脾《ひ》臓もそれらをカバーしようとしてフル回転し、肺もゴミを出そうとして働きます。

とくに体の中で一番汚れやすい呼吸器は、汚れがひどくなると、それに合わせて粘液をたくさん分泌したり、また、咳やくしゃみによって汚れを出そうとします。しかし、そうした重労働が過ぎると処理しきれなくなり、毒素が体内にため込まれていき、その積み重ねが、体の弱い部分に出てくるのです。どんな病気でも、体の一部分だけが悪くなるのではありません。

年中、風邪ばかりひいている人は、呼吸器にも内臓にも負担をかけ過ぎているのです。もっと、体に楽をさせてあげましょう。間食や食べ過ぎ、飲み過ぎをやめて、体に負担をかけないようにしてあげることです。

私も若い頃、肺結核で死にかけていますから、よくわかるのです。

あの頃は、自然の営みに感謝もなく、身勝手の張本人でした。でも、肺をはじめ全身に迷惑をかけていることに気づいた時、自然は私の体を大きくカバーして、立派に修繕してくれたのです。

内臓の汚れはそのまま皮膚に現れる

健康かどうかの目安は皮膚を見ればわかります。

血色良く艶《つや》があるか、顔色が悪いか。あるいは、青くなったり黄色くなったりして、皮膚は病気の症状を知らせるのです。皮膚のしわからは年齢がわかります。何千年前のミイラでも皮膚の状態から死亡年齢がわかるほどです。

酒、タバコ、不自然な食べ方、食品添加物入り加工食品、過食、運動不足、不規則な生活、ストレスなどで動脈を詰まらせると、皮膚も汚れて病気になります。

例えば、自分の好みに合わせて、甘いジュースや肉や便利な加工食品を、運動もせず汗も流さないで食べ過ぎると、血液は汚れ、胃腸は悲鳴をあげます。

肝臓や腎臓も、疲れて働けなくなると、解毒作用、浄化作用が落ち、毒素や老廃物を出せなくなります。

そして、出せないで体の中にたまったものが限界を超えると、体が苦しくなり、もうひとつの排気口である皮膚から出そうとします。その内部の汚れが噴き出してきたのが皮膚病なのです。

アトピー性皮膚炎、湿疹、その他の皮膚病も、内臓の汚れや疲れを皮膚が受けて戦ってくれているのです。

だから、こうした皮膚病に対して、外側からクスリやホルモン剤を投与して一時的に炎症を抑えられても、根本的に治ったことにはならないのです。それどころか、クスリの副作用で苦しむ結果になります。

皮膚は脳につながり、神経を通して心ともつながっています。ですから病気は、症状を切り離して見るのではなく、体全体の問題として考える必要があるのです。汚れのもとは食べものです。これまでの考え方の間違いを正し、食事の内容を正して血液の浄化に努めることです。

機械が作った加工食品ではなく、確かな食材を選び、手作りの料理を心がけることです。

そして、胃腸や肝臓、腎臓の負担を軽減するためにも、よく噛んで食べるようにします。

じんましんや喘息《ぜんそく》なども、内臓の汚れが根っこになっていることが多いので、治すには食事内容を改めるとともに、スギナ茶を飲み、スギナの煎じ汁をつけるのもいい。セイタカアワダチ草やビワ葉のお風呂に入るのもいいでしょう。

外からの手当てとしては、腹、肝臓、腎臓にコンニャクまたはショウガで湿布（第5章参照）をします。肝臓や腎臓の働きが正常に戻ると、便通や利尿がうながされ、血液が浄化し、ホルモンのバランスも整えられます。

心（感情）の乱れが胃の不調に

私たちの体は、お腹がすくと胃液が分泌されて、神経が働き、食欲を起こし、食べものが運び込まれるのを待ちます。

ところがおいしく食べている時に、嫌なことをいわれたり叱られたりして腹を立てたりすると、食欲はいっぺんに失せてしまいます。それまで出ていた胃液が、突然ストップしてしまうからです。

またイライラしたりすると、胃に穴があき、胃潰瘍になったりします。

こういったことは、胃と自律神経につながりが深いことをはっきり伝えています。

心（感情）と内臓を動かす自律神経はつながっているから、心がふさがると神経も硬直して働きが鈍くなり、細胞も開かなくなります。すると、毒素が流れなくなって、たまってしまうのです。

まず、心の置きどころや考え方を切り替えることです。心を開いていると、胃も回復していきます。それとともに肉食や白砂糖、化学調味料、添加物入りの加工食品をやめて玄米菜食にして、食べ方もよく嚙んでから呑み込むようにする。

口から入った食べものをよく嚙むことでこめかみがよく動き、脳につながって神経を活発にします。脳が活発な活動をはじめると、脳から愛情ホルモンが出るようになって心を養います。胃ではペプシンが活性化して、胃酸で凝固したタンパク質が分解しやすいように助けます。

また、口の中でよく嚙むと、顎下腺《がつかせん》からパチロンという活性ホルモンが出て細胞を元気づけ、耳下腺から唾液を多く出すようになり、食べものをアルカリにして胃へと流し込むことができるのです。胃酸を出して待ちかまえていた胃では、アルカリ分が加わることによって消化しやすくなります。

ところがよく嚙まないで呑み込むと、胃酸とうまく混ざり合わないため、胃に負担がかかります。これが胃病へとつながっていくのです。

日本人は胃病や胃ガンが多いといわれています。何をどのようにいただくか、イライラしてやけ食いをしていないか、胃液を薄くする汁物で流し込む食べ方をしていないか、せかせかと忙しくかき込んでいないか。心を開放するとともに、こういったことを改善すれば、胃病から解放されます。

神経は自分で動かしているのではありません。すべて自然が動かしているのです。胃が心とつながっていることを忘れないことです。心を休ませることが、胃を休ませることになるのです。

免疫力は肝臓で高まる

公害、食品添加物の氾濫とともに肝臓病も増える一方です。肝臓は体に入ってほしくないものを排出する働きをします。

栄養をたくさんとったと思っていても、身にならないような量だとしたら、かえって毒になります。食べものを栄養としてとり込む器官を胃腸と考えている方も多いと思いますが、身となる役目をしているのは肝臓です。

胃腸が丈夫というのは、実は肝臓が丈夫ということなのです。体に入った食べものは、すべて肝臓のお世話になるのです。栄養分を貯蔵するのも、胆汁を作るのも、免疫力を強化するのもすべて肝臓で行われます。

例えば穀類などの炭水化物は、ブドウ糖になって肝臓に送り込まれ、ここでグリコーゲンに変えられて貯蔵されます。タンパク質は腸の中でアミノ酸になり、肝臓で再びタンパク質に合成されて貯蔵されます。その他の各種ビタミンや酵素も貯えられ、必要に応じて血液中に出されます。

強い解毒力と殺菌力を持つ胆汁は肝臓で作られて、胆のうに貯えられるのです。この胆汁は脂肪の消化、コレステロールの合成を助けます。一般的にコレステロールは、動脈硬化を起こす悪者のようないわれ方をしますが、細胞膜やホルモンを作る時になくてはならないものなのです。ただ、暴食によるコレステロールのたまり過ぎは害になります。

血液は必ず肝臓に集められます。ここで、体の害になるものを外に出し、体に良いものは血液に戻されます。脾《ひ》臓とともに赤血球を分解して新しくする働きも、そのひとつです。また、免疫力を高めるのも肝臓の力ですから、肝臓が弱ると免疫力も低下してしまいます。

このように肝臓は大貯蔵庫であり、毒素を分解する化学工場でもあり、いわば体の関所なのです。だから、一時疲れてダウンすることがあっても、すぐに回復できるように丈夫にできています。

現代医学では栄養価の高いものをとることで体力がつくと考えますが、玄米菜食にしたり、極端にいえば断食をするほうが、肝臓の治りは早いのです。病弱だから栄養をとらなくてはと、卵、肉、魚の切り身、牛乳などを努めて食べる傾向がありますが、むしろ滋養らしいものをとっていない人のほうが丈夫なのです。

なぜなら、動物性食品にはカルシウムやビタミン類がごく少量しかなく、動物性が多くなると、血液は汚れ、解毒作用のために肝臓に負担がかかって本来の働きを果たせなくなるからです。ですから肝臓が正常でないと、栄養が身にならないのです。

貯蔵がうまくいかないと、食べもののバランスを少しくずしただけでも、すぐに疲れてしまいます。貯えがしっかりしていれば、二日や三日食べなくても疲れ知らずでいられるのです。

肝臓は困った時のために、貯蔵の役目もします。この肝臓は体の要《かなめ》です。食べものが悪いとすぐに疲れ、根気も持続力も失います。何度も記しましたが、肝臓は肉や砂糖は大の苦手ですから、これらのとり過ぎには注意が必要です。

心と肝臓の関係はとても深く、嬉しい時にはよく働き、怒りや恨みや憎しみの時は、機能が低下します。怒りっぽいとか、やたらに悲しむのも、肝臓が悪いためです。

この他、肝臓は血液循環の調整役でもあるので、弱って役目を果たせなくなると心臓に故障が起き、どうきや息切れを起こします。また、食事の内容や食べ過ぎ、飲み過ぎで肝臓を悪くすると、心臓をはじめ全身に問題が生じてきます。このように肝臓の働きは体の要で大切なくさびの役目をしているのです。

血液の浄化になくてはならない腎臓

腎臓は血液浄化装置で、脳の次に複雑な器官です。腎臓は背骨の両側、ちょうどお腹の後ろにあります。〃肝、腎かなめ〃というように、肝臓とともに大切な働きをします。

老廃物は静脈を流れる血液に溶けて運ばれ、肺から外に出されますが、その他のものは腎臓に集められて尿となって排泄されます。

これをもっと詳しく見ると、腎臓には五つに分かれた腎動脈から血液が運び込まれます。血液は細かく枝分かれして腎小体という濾過《ろか》器の中に入っていきます。血液中の不用物はここで水分と一緒に漉《こ》されますが、ここではまだ役に立つものが残っているため、尿細管から役に立つものだけが再吸収されます。

血液中のタンパク質以外のブドウ糖やアミノ酸などの成分も、濾過され再吸収されて全身に戻っていきます。

これらのことが数秒のうちにできるのですから、自然の業はすごいものです。そして残った尿素、尿酸、クレアチニンなどの不用物だけが尿となって出されます。

この尿はネフロンという細尿管の集合体を通って腎盂《じんう》に出され、筋肉の収縮で尿管から膀胱《ぼうこう》に集められます。その他、体内の水分、塩分の調節も大事な腎臓の仕事です。

体内の過剰な酸やアルカリを外に出し、酸塩基の平衡調節もしています。腎臓が老廃物を出す時は、水とともに出すので水分が必要です。足りないと腎臓は排泄をできるだけ少なくしようとして疲労します。そのために尿が濃くなり、老廃物が残って腎臓結石になったりします。水分だけでなく、食べもののアンバランスで血液を汚しても同じことになります。

腎臓が元気だと、生気や活気が出て、元気に動けます。腎臓は精力（生きる活力）とも大きな関係があるのです。

また、水分不足になると腎臓が水分を胃腸から再吸収するため、便秘の原因になります。逆に大食いをして塩分をとり過ぎると水をガブガブと飲んでしまい、余分な水分と塩分を出すために、腎臓はフル回転になります。こうしたことが続くと疲れきって、老廃物が出されずに残ってしまうことになるのです。

最近は肝臓病とともに、腎臓結石や腎臓病などが増えました。人間の生活が機械化され、便利さの中で人間が機械に使われてしまっていることも問題です。

人のぬくもりが感じられない機械が作った食べものを平気で食卓に並べ、ビタミンが良いと聞けばビタミン剤を飲み、カルシウムは骨だけではなく頭を良くする働きがあり、イライラを解消するにも効果があると聞けば、カルシウム剤を飲んで即効性を期待しています。

世の中はどんどん変わり、苦労しないで健康になりたいと、出ては消えるインスタントの健康法にとびつきます。そのために薬害で苦しむ結果になり、ひどい時には廃人になっていのちを落とすことにもなるのです。

自然のものから吸収しているのならいいのですが、化学合成剤などを頼りにすると、胆石を作ったり、細胞を硬化させたりして腎臓に負担をかけるのです。

穀類、豆類、根菜類、海草、野草、薬草などはカルシウムやミネラルが多く含まれ、血液をきれいにします。クスリに頼らずに自然の植物の中から血液をきれいにする腎臓のクスリを摂取することです。

活力を左右する腎臓がダウンしたら…

食べたいだけ食べ、飲みたいだけ飲む、こういった人間の身勝手さを、腎臓は受け入れ、我慢強く血液を浄化して体の大掃除をしてくれています。しかし、そんなことなどおかまいなしに、感謝することもなく暴飲暴食を続けると、やがて腎臓はダウンし、腎臓病となって現れてくるのです。

特に夏は汗をかくので水分を多く補給します。しかし、水ばかり飲んでいると塩分やミネラルが不足して、細胞や血液を中和しようとしている腎臓に負担をかけることになります。

でも、どんなに腎臓が頑張っても塩分やミネラル不足はどうしようもありません。腎細胞は水分の排出とともにバランスをくずし、疲労して体の浄化作用が鈍ってしまうのです。すると体はだるく重くなり、夏バテの原因ともなります。夏は水分だけでなくミネラルを含む薬草茶、山の晩茶、お小水をよく出すスギナ茶（第5章参照）など、無農薬の自然の健康的な飲み物で工夫しましょう。

梅干を食べるのも効果的です。ミネラル、塩分とともにクエン酸やビタミンB1が毒下しの役をして、腎臓の働きを助けます。

だるく、むくんだ時は、小豆《あずき》をやわらかく煮て、薄い塩味で食べると、尿がよく出るようになり、便通も良くなって毒消しをしてくれます。スギナ茶もいいです。ハト麦、黒炒り玄米、トウモロコシの毛、決明子《ケツメイシ》（ハブ草の実）、ニワトコ、スイカやスイカの種なども腎臓の働きを助けて、老廃物や毒素を出してくれます。

体は自然からのいただきものですから、このように自然が作り出す食べもので、生命力を保つことができるのです。疲労困憊《こんぱい》した時は、コンニャク湿布、ビワ葉療法、ショウガ湿布、足浴、腰湯（第5章参照）などで体の外側から肝臓と腎臓を温めましょう。ただ、慣れてくると効かなくなるので、手当ての方法を変えることも大切です。

人間がどんなに利口になっても、自然から離れては生きられません。自然が育むものを通して、人間は難病から救い出されるのです。

私も結核で死にかかった時、栄養をとらなくてはいけないと勘違いして間違った食生活をし、血液を汚して腎臓に迷惑をかけました。動物性タンパク質が体力をつけると思い込み、肉やバターを努めてとり、食欲がない時は消化剤を飲むことまでして無理に詰め込んでいました。そしてストレプトマイシンとパス（パラアミノサリチル酸）に頼り、その結果、腎臓は疲労して血尿を出すようになりました。

動物性タンパク質の過剰摂取や薬品の不自然さに体は同化できず、これらが異物となったために血液を汚して腎臓がダウンして死にかけたのです。動物タンパクのとり過ぎは怖い。こうした事態に肺も苦しみました。本当にすまないことだったと、今は詫びる思いです。

間違いに気づいてから、玄米菜食（２１０頁参照）を志し、少食にしてひと口百回以上よく嚙んで食べるようにしました。野草や薬草にも助けてもらい、医学ではお手あげの病から救い出されたのです。今、元気にとび歩けるのも、温かい自然の親切のおかげなのです。

肝臓は前にも述べたように、活動のエネルギーを供給し、胆汁を作り出し、すごい勢いで解毒する力強いお父さんの役目をしています。その後、始末をコツコツとするのが腎臓です。いわばお母さんのようなものです。夫婦一体となって働く家は明るく清らかで、心も安らぎます。

逆なら暗く精神的にもイライラして、争いと不幸の種になります。家庭内暴力や通り魔などの犯罪も、心の汚れとともに食の乱れの結果であり、すなわち肝、腎の汚れの結果でもあることを忘れてはいけないのです。

また、最近は男か女かわからない男女も多くなってきたようです。これも食べものが正しくないと、血液や体液の流れが悪くなり、酸性化し、それとともにホルモンのバランスが全体にくずれ、本来の自然な働きを欠くことになるからです。

慢性化した目の病気は、肝臓の疲れを疑いなさい

子どもの近視や乱視が増え、小学生で眼鏡をかけている子どもたちが多くなってきています。

その原因のひとつとしてテレビの見過ぎということがいわれています。これは人工電磁波（自然の電磁波とは違う）のマイナス波が流れているからです。

コンピューターや電子レンジをはじめ、便利な電気製品が増えました。これらが流す人工電磁波を通して、目にも体にもマイナス波が入ってきています。

アメリカの国立研究所で電磁波に問題はないといっていますが、実際にマイナス波はあり、そのことを体が知らせているのです。水の結晶写真集、『水からの伝言』（江本勝著）にも載っていましたが、電磁波で水の結晶は完全にくずれてしまうそうです。

とはいえ、視力低下の一番の原因は砂糖のとり過ぎで、塩分不足。カルシウムも

不足していることです。子どもだけでなく、一般的に間食好きな人は甘いお菓子を食べすぎ、それが習慣になって、病気のもとになっていることも多いのです。

目は見る機能があるだけでなく、内臓諸器官とつながっていて、内臓の働きが目に写し出されます。心の動きも感覚を通して目に現れます。だから目は心の窓ともいわれるのです。

心が育って磨かれ澄んでくると、目に艶が出て美しくなります。嬉しい時、希望いっぱいの時、目は生き生きしています。ところが、心が沈み、疲れて病気になると、目はよどんで暗くなります。目に元気がない時は、内臓もダウンしているのです。

目と一番つながりが深いのは肝臓です。肝臓が疲労すると、それが目の疲労となって警告します。こんな時は、食事を軽くするか、一食か二食抜くようにしてコントロールします。

慢性化した目の病気は、まず肝臓の疲れをとり、毎日の生活の間違いを正すことです。肝臓を回復させるには、よく噛んで少食、これが一番です。

十代の頃、私は近視でしたが、結核を治すために食べた玄米食のおかげで近視も治りました。毎日の生活の中で、目標をしっかり見つめて努力していれば、心の窓も開くようになり、目も輝いてきます。

心臓を患った時は肝臓を温める手当てを

肝臓は血液循環の調節をしていますが、この調節がうまくいかなくなると、心臓に故障が生じるのです。少し走っても心臓がドキドキしたり、息切れしたりするのは、ひとつにはこの血液の配分がうまくいっていないからです。

これは心臓に問題があるのではなく、肝臓が問題だということです。つまり、食事の不摂生から肝臓が悪くなると、心臓にも影響します。

現代医学の分析的な考え方からすると関係ないのですが、自然療法の考え方によると、食べものが肝臓を通して心臓を支配しているのです。体は上から下までつながっています。

このように考えると、血液を全身に回すのも心臓だけの働きではなく、血液を配分する肝臓の力も大きいということがおわかりいただけたと思います。

もっと大事なことは、肝臓と心とがつながっていることです。自律神経は自然の力で内臓を動かしています。自律神経は心がふさがってブレーキをかけると、詰まって動かなくなってしまうのです。心と肝臓は直結していて、喜怒哀楽をそのまま受けてしまうというわけです。

とても喜んでいる時、肝臓はよく働き、悲しみの時は肝臓もダウンします。食欲もなくなり、陰気になって考え方も暗くなるのです。そして怒りっぽくなり、むやみに悲観したりします。

子どもなら、甘いお菓子をとり過ぎると、カンの虫で親をてこずらせ、泣き虫、怒り虫になります。これも肝臓が悪くなるような食べものを食べているからです。

肝が据《す》わるということも肝臓の強さを表現していて、人間の中味（生き方、考え方）にもつながります。肝臓は体の要なのですから、心臓を患った時は、心臓だけを考えるのではなく、まず肝臓の疲労をとって回復させることが重要なのです。そのため、食を正し、外から肝臓を温める手当てが大切です。

脳神経と膀胱《ぼうこう》の深い関係

膀胱《ぼうこう》は三層の平滑筋でできています。排尿筋ともいいますが、自由に使命を果たすために三層になっています。内と外層は縦走で内層は輪状に走ります。縦横無尽に用を果たせるようにとの自然の思いやりです。

また膀胱から尿道に移るところに二種の括約筋があります。これは内尿道括約筋（平滑筋）と外尿道括約筋（横紋筋）で、内と外で調和し助け合って用を果たします。

膀胱から大脳に尿意が伝えられると、括約筋の収縮が強まります。そして排尿の準備ができると、この括約筋の収縮が解除され、排尿筋が働いて排尿となります。これは見事な自然の働きで人間の力ではありません。神経のコントロールタワーの働きで、宇宙からの働きかけです。

ただし、睡眠中は膀胱が弛緩し、大脳も休むので尿は大量にたまります。普通はそれで止まっていますが、膀胱炎や精神的緊張、不安などがあると膀胱壁が緊張して、わずかでも尿意をもよおすことになります。

眠っていて、目が覚めないでそのまま寝小便をするのは、尿意が大脳に伝わらないからです。神経の働きが鈍っているのです。

原因として考えられるのは食べものです。甘いものや果物、ジュースなどをとり過ぎると、血液の汚れとともにカルシウムとミネラルの不足やカリウム過多になり、細胞をゆるめて働きが鈍るのです。また、穀物不足もあげられます。穀物が不足すると、エネルギー不足になって体が冷えて、神経の働きが悪くなるのです。

このような症状の時は、腰湯、足浴、ビワ葉温灸をしましょう。これらの手当てを二日したら治ってしまったという人もあります。ギンナンを炒るか煮るかして、一日に朝晩三個ずつ食べてもいいでしょう。

もうひとつの原因として、精神的緊張（不安、恐れ、精神的重圧）から起こる場合もあります。

ある中学二年生の男の子が急に寝小便をしはじめました。よくよく話を聞いてみると、両親が離婚問題でもめていたのです。両親は、二階の子どもにはわからないように、下で夫婦喧嘩をしていたのですが、気は伝わるもので隠せないのです。

喧嘩の原因は、夫が酒ばかり飲んで、玄米を食べないことを責める妻の心でした。些細なことからはじまった口論が、どんどん拡大していったようなのです。いろいろと話し合ってもらい、二人が和解したら、その日からその子の寝小便が止まってしまったのです。

心と神経の働きは実に見事です。すべてつながっています。心の暗さや重さで寝小便をする子どもは多いようです。喘息などにもつながります。親に愛されていないと思い込んで、心が冷えてしまうと筋肉の自由を失ってしまいます。

膀胱炎は肉食過多の人がかかりやすく、昼夜の別なく尿意をもよおします。また、血液の汚れから細菌に負けて炎症を起こす場合もあります。

玄米菜食に切り替えましょう。玄米に薄塩の「すりゴマふりかけ」をかけて、よく嚙んで食べます。副食はみそ汁に野菜・海草の煮物少々で充分です。熱を持っている場合は、里芋パスターを下腹にはります。冷えの場合は、大根干葉、またはビワ葉の煎じ汁の腰湯をすると効果があります。

骨の弱さが性格に影響する、丈夫な骨は穀菜食型

子どもの骨が弱くなり、骨折しやすくなっているといわれます。原因は食生活です。肉が好きで魚が嫌い、野菜を食べない、間食をよくして食事は不規則、という。

この調査が何を物語っているかといえば、家庭生活の乱れです。食事が不規則になる生活環境や間食に制限をつけない家庭内のしつけのあり方が指摘されます。親の生き方、考え方、心のあり方が問題なのです。勤めていて忙しいからと、手抜きして加工食品やコンビニ弁当などで食事をすませていたら、丈夫な骨も体もできるはずがありません。

この骨の弱さは性格にまで影響します。神経がピリピリして、イライラしやすい、落ち着きがなくて気が散りやすい、集中力がない、こうしたケースの子どものほとんどは、真っ直ぐに背骨が伸びずに歪みがあり、ひどい場合は湾曲している場合があります。

このような骨になると筋肉を使う労働を極端に嫌い、怠惰になっていきます。子

どもだけに限らず、大人でも食べもののバランスがくずれると同様の結果になります。

全身の骨格は内臓の容れものです。骨の強さが力になって健康な体を支えます。ことに骨盤は要です。骨盤が歪《ゆが》むと背骨から頭までが歪んできます。頭から全身に神経をつないでいるのは背骨です。だから、骨格が弱いと、神経や内臓の働きを支えきれなくて圧迫してしまうのです。

正常な背骨はS字状に曲がっていて、脊椎《せきつい》と脊椎の間の軟骨（椎間板《ついかんばん》）とS字状のカーブがクッションになって、体をソフトに滑らかに動かすことができるのです。この状態ならしっかりと骨盤が固定され、頭は上部にのっています。

胸骨は鳥かごのような形をしていて、肺や心臓などの大切な臓器を保護しています。手足は一番動きやすいように球関節で優雅につながっています。この関節は神経の集合所で潤滑油装置を備え、軟骨層の表面に広がってクッションの役目をします。

これらの骨を支え包むのは筋肉です。筋肉にしても、肉食が多くなると硬化して動きが鈍くなり、体を重くします。

肉より野菜、海草、大豆、ゴマ、クルミ、穀類などを食べたほうが、カルシウムその他のミネラルも多いので、歯も骨もしっかりしてきます。肉や魚の切り身が骨を作ると思っている人も多いようですが、これは間違いです。

いつの頃からか、肉は栄養、肉を食べないと力にならないという動物性食品重視の信仰が生まれました。

しかし肉には、カルシウムもビタミンもほとんどないことを知っている人は少ない。おばあちゃんでさえも、肉を食べないと骨なし子が生まれる、栄養が足りなくなるといいます。

たしかにタンパク質はあり、必須アミノ酸があります。だから栄養があると思っています。しかし、このタンパク質を消化吸収するには、ビタミンAが必要です。また、動物性は酸性ですが、酸を中和するカルシウムがない。非常に片よった成分の持ち主なのです。肉を食べないと骨なし子になるのではなく、肉の過剰、つまり動物タンパクの食べ過ぎは、カルシウムを消費して骨を弱くします。

現実に、現代っ子は骨が弱くもろいし、骨折しやすく、しかも複雑骨折になりやすいし根気がない。

みそ汁に納豆、海草、野菜、小魚、漬けものといった食事の内容で、肉食をしなかった明治、大正生まれの人のほうが、骨もしっかりして長生きです。世界の長寿者を見てもわかりますが、長寿の人たちは、骨がしっかりしていて頑強です。

私も、豆類、小魚を食べ、肉はあまり食べない生活をしていますが、障害があって歩けないくらい弱かった足腰も、食生活を見直したことで丈夫になり、八十の今も全国をとび回っています。完全には健全な骨ではありませんが、丈夫になっています。骨も変わるということです。

このすばらしい自然の力に感謝することもなく、甘いものばかり食べたり、添加物入りの加工食品を食べていると、血液は汚れ、カルシウムをはじめミネラルやビタミン不足になり、骨粗しょう症になって骨ももろくなってしまいます。

でも、食生活の改善で骨も体も強く丈夫になります。丈夫になれば、性格まで変わってきます。これは私が体験してきたことでもあります。

長寿の秘訣は脳が柔軟なこと

脳は、大脳（人格）、小脳（運動神経）、脳幹（自律神経のもとで内臓を動かす）の三つからできています。大脳ははっきり左右二つに分かれています。右は徳育の場で感性を養い、左は知育の場で理性を養います。

大脳は人格の場ですから、その人の修練によって無限に成長する可能性を持っています。左右の脳が車の両輪のように支え合って成長すれば、幅広い豊かな人格を養い、幸せの根源となります。

ところが、現代のように科学教育先行型で知識ばかりを重んずれば、感性は育たずに頭でっかちな理屈っぽい人格になっていきます。とはいえ、養われにくい感性も、手足を動かしてどのような接触を持つかによって大きく違ってきます。

私たちは、ものは目で見ていて、音は耳で聞いていると思っていますが、実は深く掘り下げてものを見ているのか、表面だけを浅く見ているのかといった、ものの見方や聞き方などの習慣が、大脳の中にしっかり埋め込まれていくのです。

また手足を使ってよく働くほど、筋肉は発達し、感性も発達します。接触においても同じです。どんな接触であったかの感覚が皮膚を通してしみ込んでいくのです。こうした経験が知識を智恵に育てあげ、創造力や独創力や意欲や希望や愛を養います。

大脳にある神経は、喜んで使えば使うほど、発達して立派な脳を作ります。逆に楽をしてものを得ようとするなまけ者の脳は、しまりがなくて働きが悪いのです。

「能力の差は小さく、努力の差は大きい」といわれるゆえんです。

希望ある努力は苦しみをも喜びに変えて、人格も光ってきます。努力することが大切だと、脳を通して大自然は教えているのです。

でも、自分中心の努力では、逆に脳は硬化してしまいます。感謝と喜びを持って努力すれば、宇宙、大自然からの見えないメッセージをキャッチすることもでき、勘も鋭くなり感受性も豊かに育っていきます。

幼いほど脳の発達はめざましく、内臓器官よりずっと早く成長します。生まれた時は四百グラムくらいだったのが、三歳で二倍になり、七、八歳で成人の九十パーセントにもなるのです。特に三歳までの幼児時代の接触が大事だというのも、めざましい発達途上だからです。

長寿者の多く住むコーカサス地方のグルジア共和国を訪れたことがあります。

ここでは、生まれた時から頭を良くする教育をしているといいます。家事を手伝ったり、小さい時から手足を使って社会のために働かせるのです。なまけ者にならないように、世のため、人のために喜んで奉仕できる人に育てるという教育です。

食べものも手抜きせず、自然のものを自然のままに育てて手作りする。これが頭に酸素が回り、感性を豊かにし、頭をよくする教育なのです。

そして、これが長寿でボケないで、心明るく正しい判断をして幸せに生きるコツだといわれました。自然に添った教育とはこれだと、感動し教えられたことを覚えています。

楽しく生きれば、脳も柔軟なままで硬化することはありません。神経にもブレーキがかからないので、内臓も自由に働けます。しかし、たとえ内臓が元気でも、タンパク質をとり過ぎると、脳が硬化し脳卒中や心臓病で急死することがあります。細胞と筋肉の基礎はタンパク質ですが、多過ぎると、このような痛ましいことになってしまう。

脳の栄養は肉でなく穀類、つまりタンパク質ではなく含水炭素（糖質）です。この糖質がブドウ糖になり、脳の栄養と活力源になります。また体を温め、全身のエネルギー源になるのです。

脳をどう育てるかによって、豊かな人格と豊かな人生を築くことができ、酸素もよく回り、頭の回転もよく、体も軽く、よく動ける。幸せはその中に養われるものだということです。

毎日、どう考えどう行動するかが、生き方、考え方に反映されていくのです。躾《しつけ》るとは、身を美しくと書きます。人をしつけるのではなく、自分の身を美しくしつけることだと脳は教えています。

穀類を主食にしてきた日本の伝統食は脳の働きを助け、豊かな感性を養ってくれました。我々の先祖たちの知恵で恵みを大切にして生きてきた結果でした。

第2章
今日とる食事があなたの運命を変える

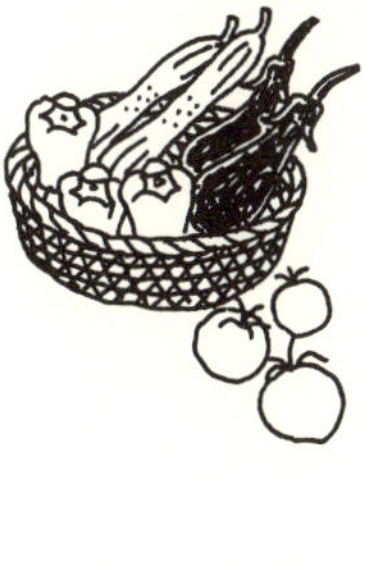

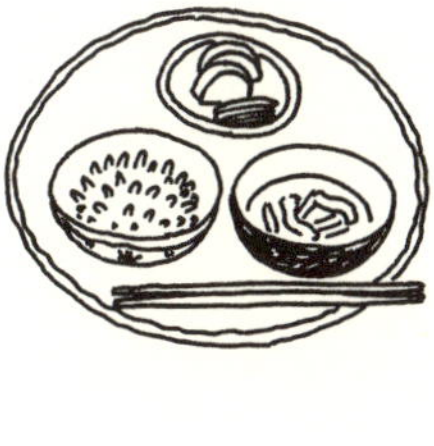

化学調味料は直感力を鈍らせる

人生において大切なのは、鋭い感覚です。右か左かと自分の道を決める時、決めかねてぐずぐずしていると、大きく道が違ってきます。

この直感力は、毎日の生活の中で養われます。ことに食事の影響は大きいのです。自然のものを使って手作りしているといっても、砂糖の多い甘ったるい味では食材本来の自然の味を消すばかりでなく、神経の働きにもブレーキをかけることになります。甘ったるい味つけに慣れている人は、舌の感覚が鈍くてなかなか自然の味がわからないからです。

その上、化学調味料が入ったら、舌の感覚はいよいよ麻痺させられて、化学の味に化かされてしまいます。すると、神経までもが麻痺してしまい、直感力が鈍くなってしまうのです。自然の味覚に戻る訓練は、鋭い感覚の育成ともなり、とても大事です。

人生を生き抜いていくための鋭い感覚、これをどう育てていけばいいかというと、手足を喜んで使うことです。

同じ作業をするにしても、嫌々働くのと喜んで働くのとでは、疲れ方が全く違います。どんなに疲れていても、喜んで働いていたら爽やかな疲れで、回復も早いのです。ところが、嫌々ではズシリと重い疲れが残ってしまいます。

この手足の動きが脳神経の働きを活発にして、見えない自然の力をビンビンとキャッチできるようになるのです。そうなれば、直感力や洞察力もどんどん育ってきます。

一日は二十四時間しかありませんが、この限られた時間の使い方だけをとっても、それが習慣化するわけですから、人格形成に大きな差が生まれてきます。

人に合わせてタラタラと暮らしていたら、人に合わせて生きるような姿しか現れてきません。幸せな人生を歩みたいのなら、時間を無駄に過ごすのではなく、自分の魂を磨くことに力を注ぐことです。

私は結核にかかっていた時、玄米に薄塩のすりゴマをたっぷりふりかけて、よく噛んで食べました。量も少なくしました。副食も、少しの野菜とみそ汁と漬けものだけ。実に簡素な食事でしたが、食事の量を減らしたことで、惰眠することなく深く眠ることができました。すると、三、四時間の睡眠でも爽やかに目が覚めるのです。それで人が寝ている時間を利用して働くことや学ぶことを知り、おおいに活用してきました。

今は病人ではないのでここまで極端ではありませんが、五時間ぐっすり眠ることができたら充分です。疲れた時はたっぷり睡眠をとりますが、忙しい時などは、食事を減らして四時間で充分睡眠は足ります。これらは結核の時に鍛えられたものです。

こうした食生活が身についていますので、何をどれだけ食べればいいかもわかるようになり、コントロールも自由にできるようになりました。

こういった調整で時間をうかしては、自分磨き、自分育てをしてきたのです。私のように、鈍くて頑固でどうしようもない者は、人並みに寝て、人並みに起きていたら間に合わないからです。寝る時間を削って努力するしかないのです。

といって、体に負担をかけて倒れてしまっては元も子もありません。それにはどうすればいいかは体が教えてくれたことでした。

おかげさまで少しくらいのことでは、びくつくこともなく、気楽に生きられるようになりました。そうこうしているうちに、感覚も育ってきたようです。八十歳でも判断や決断も早くできるようになりました。これは私の力ではありません。自然の力をいただいてできていることです。要は自然のエネルギーが入りやすい環境を作ることだと思います。

加工食品の重大な害にどれだけ気づいてますか？

今や子どものアトピー性皮膚炎や喘息《ぜんそく》は当たり前になっています。

原因として考えられるのは血液の汚れです。

本来、血液は一時的に酸性になっても、少し経てば弱アルカリ性に戻ります。ところが、内臓が弱ると、毒素や老廃物をため込むようになります。ため込んだ結果、苦しくなって皮膚にとび出して炎症を起こす、あるいは喘息となってとび出してくるのです。

これは胃腸、肝臓、腎臓の極度の疲れによるものです。肝臓は心の臓器といわれるほど、感情をそのままキャッチします。心配事や不安、愛情が得られない寂しさをそのまま受けてしまうことで、神経疲労とともに細胞の動きが鈍くなるのです。

また食べものも、肝臓や腎臓の大きな負担になります。

ある時、アトピー性皮膚炎と喘息に苦しむ子どものお母さんが相談室にやってきました。いろいろ話を聞いてみると、このお母さんは、お腹に子どもがいた時に、自分が好むままに、体のことを何も考えずに食べていたといいます。

朝は寝坊し、冷蔵庫の中にある牛乳とプリン、菓子パン、コーヒーといった朝食です。冷たいジュースにアイスクリーム、おまけにつわりがひどい時には動くこともなく、インスタント食品ばかりで食事をすませていたというのです。

自分が食べているものが胎児に影響があるなどとは考えることもなく、便利で簡単な加工食品を好んで食べる生活をしていました。その結果、子どもはひどいアトピー性皮膚炎と喘息を持病として生まれてきたのです。

胎生時代の十カ月がいかに大切な時期であるかを考えていないのです。この時期に母親がどんな行動をし、何を食べ、何を考えていたかを胎児はきき、それを細胞にしみ込ませて育っていきます。

子どもが生まれてからもこうした生活は変わることなく、子どもを喫茶店に連れて行き、コーヒーとパンで朝食をすませ、コンビニのお弁当を持たせて幼稚園に送って行くことも度々あったというのです。

このお母さんは、いのちの尊さなど頭の中にありません。みんながやっていることだから、みんなが食べているからと、人を相手に生活をしています。あげくの果てには、お菓子の袋とテレビに子守りをさせていたのですから、健全な細胞や血液ができるはずがありません。

つまり、皮膚炎は薬を塗るような治療を外側からいくらしてもダメなのです。子どもの病気は親の心を正すことが第一です。

自然が育てる、いのちある玄米菜食の正しい食事としては、主食は半つき米、またキビ、ヒエ、アワなどの雑穀を混ぜるか玄米にします。必ずすりゴマを炒って、薄く炒り塩を混ぜたふりかけをかけて食べます。

副食としては、海草や根菜類。これらのものをよく嚙んで食べます。もちろん、添加物入りの不自然な食べものはいっさい使いません。自然のいのちを生かした手作りの食卓を準備します。

肝臓、腎臓、脾臓の手当てもしっかりすることです。細胞が活力を失っているので、一時的には栄養強化食品のエゾウコギエキス（零下四十度の寒さに耐えて育つ陽性の植物で、弱った細胞を活気づける食薬品）や、梅肉エキスに、すっぱいので液体酵素（自然食品店で売っている）または黒砂糖で甘味をつけて薄めて飲ませます。お風呂は、スギナまたはビワの葉のお風呂で腰湯（第5章参照）をさせます。

こうして全身の大掃除をします。この時、体の中にたまっていた老廃物や毒素がとび出してきて、ひどくなったような感じもしますが、好転反応なので心配いりません。気をしっかり持って自然にかえる時、不自然は消えていくのです。

完治するまでには親子ともに苦しみますが、これも育つために必要な道のりです。病気は敵ではありません。これまでの生活の過ちを知る絶好の機会なのです。

母親の食習慣は子どもの生涯を支配する

運悪く病気になってしまったという人は、食べものにしても「自然」に合わせず、自分が食べたいから、自分が飲みたいからと、わがまま勝手に生きていることが多いようです。

こうした相談者には、いろいろアドバイスをしても、「私は忙しくてそんなことはできません。もっと面倒でなく、すぐ治る方法を教えて下さい」といった具合に、自分が思うようにしたがります。そのわがままが病気のもとなのに、わかろうとしないのです。

手作りは面倒、自然の親切も思いやりも切り捨ててしまい、いのちなんてそんな面倒くさいことをいっていたら、忙しく変化する今の世の中についていけないといって、枝葉を追いかけ、根っこのない浮き草生活を続けようとします。そんな人ばかりが増えているのですから、病人が減ることはないのです。

また最近は、大人の病気とされていたものが幼児や幼い子どもたちにも出てきています。年齢は幼いのに肝臓ガンになった子どもの相談もあります。本来、肝臓ガンや肝硬変などは、ある年齢を過ぎてから、それもそうとう無理をして出てくる病気です。

成長期といったら、まだまだ体もできあがっていません。細胞にも弾力があり、どんどん伸びようとする夏の植物のようなもの。それが硬く縮んで動かなくなるのですから、よほどひどい食生活とわがままな心があったと思います。

このお母さんも「この子が食べないんです。肉ばかり食べて野菜を残すんです」と、子どものせいにしていました。

でも、自分の好きなものしか食べない子どもの習慣は、どうしてできたのでしょう。それはお母さんが、子どもがお腹の中にいる時に何を食べ、どんな行動をし、どんな考え方をしてきたのかまで遡《さかのぼ》る必要があります。

幼い子どもの病気は、胎児だった頃のお母さんの食生活が大きく影響しているのです。尋ねてみると、この子どものお母さんも肉は栄養価が高いと考え、肉ばかり食べる生活だったといいます。

子どもが生まれてからも、この食生活は変わりませんでした。子どもにもソーセージ、ハム、ラーメンなどの添加物入りの加工食品を食べさせ、牛乳は栄養価が高いからと飲みたいだけ飲ませ、市販のプリン、アイスクリーム、チョコレートと無制限に与えていたといいます。これでは肝臓の負担は大変なもの。伸びようとしている若い細胞が無残にも添加物と農薬づけにされ、枯れかけているのです。

食生活の乱れが病気につながっていることに気づいて、不自然を自然に戻すにはどうすべきかを考えることです。

ただし実行するのは、この場合は親です。おのれの過ちを自覚できないと三日坊主で終わってしまうからです。あのせい、このせいと、責任を他の何かに押しつけていたのでは改善は望めません。

この子どもの場合は、玄米の重湯からはじめ、肝臓、腎臓の手当てをして、ビワ葉温灸も朝晩します（それぞれの手当てなどのやり方は第5章を参照して下さい）。

これらのことは、決して病気治しをしているのではありません。体の中と外から、コンニャク、ショウガ、ビワの葉の中にある自然の力を、体が変化して教えます。自然療法は、実行し、体で知る知恵なのです。

自然の見えない力を実感し、その力に心からの感謝ができた時、医学では治らないといわれるガンも肝硬変も実に簡単に治ります。実際に治った方々を大勢私は見てまいりました。ただし、根っこである心（いのちを大切にする）が改められなければ難しいのです。

肥満やイライラはカルシウム不足が原因

子どもや中年など、年齢を問わず肥満は増える一方です。一億総飽食時代といわれ、飢えを知らない時代の産物といってもいいようです。

食べ過ぎの原因としてあげられるのは、栄養素の不足や、満たされない心からくる寂しさなどで、体や心の中で何かが不足した時、その不足分を満たそうとして過食するのだといわれます。

不足する栄養素としてはいろいろありますが、肥満やイライラとのかかわりが深いものにカルシウムがあげられます。通常、血液中のカルシウム濃度は一立方センチメートルに約十ミリグラムといわれます。含有量が増えれば、骨や歯に貯蔵し、逆に減れば、骨や歯から引き出して一定に保たれています。

血液中のカルシウム含有量とかかわっているのが、甲状腺から分泌されるホルモンのカルシトニンです。これは血中のカルシウムが一定量を超えた時に分泌され、骨や歯に貯蔵する働きをします。ところが血中カルシウムが足りないと、カルシトニンは分泌されません。

実はこのカルシトニンが、食欲との関係が深いのです。カルシトニンが充分分泌されていれば、満腹を知らせる情報が脳に伝達されるので食べ過ぎることはありませんが、足りないと満腹状態を知らせる情報が送られなくて食べ過ぎてしまうのです。

太っている人はカルシウムを体から持ち出す甘いものを欲するため、カルシトニンの分泌が少なくなり、食べ過ぎてしまうのです。

肉食や酒の量が多い人も、血液を酸性化してカルシウムを消費するので、食欲を抑制させることができなくなります。

早食いの人も、よく噛まないで呑み込むように食べるため、カルシトニンの分泌を促す脳下垂体への刺激が弱くて食べ過ぎてしまうのです。

また、カルシウムが不足すると怒りっぽくなります。寂しさ、イライラ、不平不満を手っとり早く解消してくれるのが食欲や酒です。人は心の空白を甘いものやお酒で埋めようとします。

幼い子どもなどは特に愛情が得られないと大食いをしたり、食べ散らかしたりします。さらにエスカレートすると、暴走族や不良のように、わざと目立つことをして注目を集め、寂しさをわかってくれ!! との心の叫びを発します。かわいそうなことです。

肝臓、腎臓の疲れはノイローゼにつながる

精神を患う人が最近増えています。精神病は遺伝だという説もありますが、今のように○○症候群、○○神経症などと難しい病名がつく病気が爆発的に増えている状況を見ると、遺伝説もあやしくなってきます。それでもまだ遺伝というなら、それは生活遺伝というべきではないかと私は思います。

なぜなら、日々の暮らしの中で何を考え、何を思い、何を食べ、どんな人間関係を築いてきたかは、病と密接な関係があるからです。何気なく行っていることが根となって大脳にしみ込み、人格を形成していきます。大脳にインプットした生活習慣が血となり、次の代に受け継がれていくのです。よく「あれは血だよ」といわれるもので、血液とは違います。

ある日、ノイローゼになった三十代の女性が相談室にやってきました。

ところが、相談に来たにもかかわらず、ひとりでしゃべっているだけで、こちらの話を聞こうともしないのです。何とか原因として考えられることを聞き出してみると、ああなりたい、こうなりたい、こうなってほしい、こうしてほしい、と理想と願いばかり人一倍強いのです。

生活習慣を見てみると、三十歳を過ぎているというのに朝寝坊で、食事の仕度も掃除もすべて親まかせです。自分では何もしないで、不平ばかりは一人前。これでは心が養われるはずがありません。自分の姿を見ることもなく、他人ばかりを責めるのです。いつもいつも心はイライラと不満ばかりですから、肝臓や腎臓の疲れもひどいものでした。

相手が自分を支配するのではありません。自分の考え方、生き方、心の持ち方、これらが歪んでいたら運命も歪んできます。

この方に限らず精神を患った方の食生活は乱れています。自分の欲望に合わせて行動するので、心は満たされず不平不満と不安でいっぱい。それをカバーするため、大食いになったり、やたらと甘いものを食べたり、動物性食品ばかりといった具合でバランスをくずしてしまいます。カルシウムもビタミンも不足しています。

これでは肝臓、腎臓に過度の負担がかかります。まかないきれない負担がかかればダウンします。血液は酸性に傾いて汚れ、酸素不足になります。頭にも酸素は回っていきません。酸素不足になった頭では、正常な判断も行動も生活もできなくなってしまうのです。

自律神経失調症になる人の共通する食生活

自律神経失調症という病気は、医学では原因がはっきりしないのに、頭や腰や胃が重くなり、肩こり、めまい、立ちくらみ、耳なり、便秘、お腹がはるなどの症状が出ます。

自律神経が失調するほど神経を疲労させている人は、我が強く、人のいうことを聞き入れないタイプや、つまらないことばかり気にして、気にすべきことを気にしない人が多いのも特徴のひとつです。また、急激な身辺の変化などで、自律神経失調症になることもあります。

病気は気が病むと書くように、気が詰まって神経の働きを圧迫するのです。心が安らぐ時は細胞も安らいで自由に働きますが、イライラしている時は細胞も丸みを失い、トゲのように硬くなり自由に働かなくなるのです。

原因はいろいろですが、自分の中で描いたことがあたかもそうなると思い込むものの、現実にならないことに不平不満をつのらせ、それによって神経が疲労して自然の流れを止めてしまうのです。このようなストレスが積み重なって神経を詰まらせてしまったものが、自律神経失調症です。

相談室に来る自律神経失調症の人は、肉や白砂糖、食品添加物入りの加工食品を食べることが多く、野菜不足といった偏った食事内容です。心が不安定で安らぎがないために心の空白を埋めようとして、自分の好きなものを食欲にまかせて食べるのです。

このわがままな心をどうコントロールするかです。無理に控えようとしても長続きしないので、まずは神経の疲労をとるために、肝臓、腎臓、脾臓の手当てをしましょう。これが体の機能を助け、たまった毒素を外に出してくれます。

また、**ビワ葉温灸**をすると酸素が回り、血液の循環が良くなります。これは神経の働きを助け、酸素を補給してくれます。眠れない時には、足浴するのも良いでしょう。

また、自律神経が失調する人はミネラル、ビタミン不足があげられます。海草、ゴマ、根、葉を意識して食べることで、不足成分が補われてアンバランスになっていたものが解消されます。そして体の変化が心のゆとりとなり、考え方・生き方が変わり、安らぎが育っていきます。

心が乱れていると、骨にも異常が現れる

現代文明の中にどっぷりつかり、疑問もなく便利さに安住する中で、年々原因不明の病が増えているようです。とはいえ、病気という枝葉には必ず根っこがあります。何らかの原因があって、病気として出てきたのです。

ある中年の主婦が、首の骨が異常に成長してしまい、そのために手が上がらないといって相談にやってきました。病院に行ったら、原因はわからないが手術をする、といわれたので、何とか手術なしで治したいというのです。

食事内容を聞いてみると加工食品が多く、特にハムやソーセージをはじめとする動物性食品が多いことがわかりました。

また、甘いものはあまり食べないといいながらも、間食にケーキ、スナック菓子、菓子パンなどをよく食べていました。ちょくちょく口にしているにもかかわらず、習慣になっているので、本人は食べているという自覚がないのですから問題です。このような食生活が内臓の負担となって出てきたのです。

この方は、肝臓、腎臓の疲労の前に胃腸が弱っていました。腸は汚れてドブのようになっている。胃腸が弱ると婦人科系に悪い影響を与えます。案の定、子宮筋腫がありました。カルシウム不足はもちろんのこと、ビタミンも不足しています。

口から入ったものは、胃を通り、腸を通過して肝臓で浄化され、悪いものは外に出され、栄養分は体に回されます。ところが、加工食品や食品添加物が多くなると、まず胃と腸が疲れ、それによって肝臓も疲れて毒素を流せなくなります。もちろん、汚れた血液の浄化もできません。

つまり、血液は汚れたまま全身に回されてしまうのです。血液が汚れればホルモンのバランスもくずれ、前述のカルシトニンもバランスを失い、イライラするようになります。このイライラが骨の異常となって出てきたのだから、たとえ手術で治したとしても、それによって異常な細胞が治ったことにはなりません。細胞は食べもので養われます。ですから、食生活の改善をしなければ根本的な解決にはならないのです。

食生活を正すには、心が正されないと三日坊主で終わってしまいます。それには、自分の生き方の間違いに気づくしかありません。気づくことができたら、生き方、考え方も自然に変わっていくからです。

減塩がいいわけではない

「減塩すれば血圧が下がる」と早合点して、減塩しょうゆ、減塩みそ、減塩梅干、減塩漬けものなど、塩を減らしたものが市場に出回っています。塩の大切さとその意味も考えないで、ただ闇雲に減らすため、防腐剤を入れざるを得なくなるような妙なことになっているのです。

ただ、こうした減塩信仰が、新たな病気を生んでいることは、あまり知られていません。たとえば、ビタミンが欠乏したとしても、直接死に結びつくことはありませんが、塩が欠乏した場合は、生命を奪うことになるのです。

塩はナトリウムイオンとなり、細胞の浸透圧を調整したり、血液の流れをスムーズにするなど、生命を維持するための活動に重要な成分です。この塩が不足すると、食物の消化吸収がうまくいかなくなり、無力感、食欲不振、根気がない、イライラ、ボケなどといった症状が出てきます。中には、高血圧の人が減塩し過ぎで亡くなったという例もあります。

世界的に著名な学者である英国のピッカリング博士は、

「減塩し過ぎで死亡した人と、塩分のとり過ぎで死亡した人の数はどちらが多いかわからない」

と嘆いたといいます。

ある拒食症の患者は、太るのが怖いといって、穀類は食べずに、果物、生野菜ばかりを食べていたそうです。そんな偏った食事を続けていたら塩分が不足してしまい、細胞が働かなくなりました。体は冷え、貧血、無気力でノイローゼ状態となり、食べものを吐くようになってしまったのです。

つまり、果物や生野菜ばかりを食べていると、ナトリウムが追い出され、カリウムが増えます。すると細胞はふやけて働けなくなり、消化吸収ができなくなるのです。

この方の場合は、塩分を一日二十グラムくらいとるようにして、玄米の重湯からはじめました。吐かなくなってきたら、玄米に薄く塩を混ぜたすりゴマをかけたご飯をよく噛んで食べるようにしました。徐々に細胞が正常に働きはじめ、元気をとり戻すことができました。

アトピー性皮膚炎も塩分不足が原因として考えられるのです。甘いジュースやスナック菓子、ケーキ、食品添加物入りの加工食品ばかりとっていると、塩分の不足とともにミネラルのバランスをくずして酸性の体質を作ります。

こうなると細胞がふやけて働けなくなり、苦しくなって、外にひどい形で噴き出します。それが皮膚炎です。ステロイド系の副腎皮質ホルモン剤を使って一時的に抑えたとしても、根本的な細胞や血液が改善されて体質が変わったわけではないので治りません。それどころか薬の副作用で肝臓、腎臓が弱って二次的な病気を発生したりもします。

そこで食べもののアレルギー反応テストをすると、甘いものや肉類はもちろんですが、穀類もダメ、大豆もダメとなります。大豆がダメならみそ、しょうゆもダメになってしまうのです。細胞の浸透圧が狂っていることを考えずに、枝葉として出てきた現象だけを追いかけると、こうなってしまうのです。

一番の問題は、甘いものの食べ過ぎから塩分不足になったことです。これには玄米菜食が効果的です。

その人の体質は、食べものでわかります。細胞は食べものでできています。つまり体質は食生活を辿《たど》れば一目瞭然です。この乱れが体に現れたのだから、食生活を正せば自然の姿にかえっていくことができるのです。

胃のトラブルにも卓効の「手当て」の偉力

胃が炎症を起こして赤く腫れ上がるのが胃カタルです。さらに症状が進んで、胃壁に傷がついた状態が胃潰瘍です。

ある男性が胃潰瘍になりました。病院に通ってみたものの病状はいっこうに良くなりません。タバコも酒もやめられないし、外食ばかりの生活を続けていたら、ついに血を吐いて倒れてしまいました。

急性の場合は非常な痛みがあって吐血します。喀血《かっけつ》と違ってタール状の黒い血です。この血が腸を通って出てくるので便も黒くなります。血を吐いたりすると、びっくりしてすぐに救急車を呼びますが、こんな時こそあわてないで自然療法を試してみましょう。その威力を知ることができます。

まずは一日安静にして、絶食です。お腹はショウガ温湿布（220頁参照）をして、それから芋パスター（里芋湿布）（222頁参照）をはります。痛むところにビワ葉を当て（232頁参照）、上からタオルに包んだゆでコンニャクを当てて温める（218頁参照）と、痛みも炎症もとってくれます。一時間くらい温めたら、コンニャクを当てるのはやめてビワ葉だけをはり続け、カリカリになったら取り替えましょう。この時、病気の箇所はビワ葉が真っ黒になります。ビワ葉温灸も卓効があり、やはり病気のところは黒くなり、教えてくれます。

また、スギナを布袋に入れ、これを蒸し器で蒸してお腹に当てても卓効があります（226頁参照）。

痛みがとれたら、**玄米スープ**（２１２頁参照）をゆっくり唾液を混ぜて呑み込む。食欲が出て落ち着いたら玄米に少し濃い塩味のすりゴマをたっぷりかけ、口の中でドロドロになるくらいまでよく嚙んで食べます。ひと口を百回嚙むつもりで、よく嚙むようにします。

だいたい胃腸の弱い人は、嚙まずにお茶や汁物で流し込むような食べ方をします。胃に穴があくのは、胃酸過多でただれてしまっているからです。よく嚙むことで、唾液に含まれるアルカリ分を送り込むことができます。

気長に**玄米菜食**（２１０頁参照）と手当てを続けることです。副食はゴボウ、ニンジン、レンコン、海草類を主体にします。旬のものをとり入れながら、すべてよく嚙んで食べることです。副食は少なめに、主食ひと口に副食ひと口くらいにしましょう。するとだいたい何をどう食べるか体が教えてくれます。

こうした食生活を続けるうちに、何をどのように食べるか、手当てをした時に体がどのように変わるかを体で学びますから、だんだんコントロールできるようになります。食べられるものも幅広くなっていきますから、健康体になれます。

「食」は性格にも大きくひびく

大学は出たけれど学校のアタマの勉強ばかりして、家事手伝いも何もしない。生活の仕方がわからない、という若者が増えています。理屈はわかっていても、体で学ぶ生活をしていないのでわからないのです。

人間づくりの基本は家庭生活にあります。無駄のない家事のこなし方にしても、自分で動いてみてこそ身につくのです。手足を使って動いてみてこそ、体に響いてくるのです。食卓を温かい心で整えることも、日々の生活の中で知らず知らずに学んでいくものであり、そこに豊かな人間関係の築き方が育っていくのです。

それを怠り、基礎的な栄養についても学ぼうとせず、加工食品の中で合理性だけを追い求めてきた人は、家庭を持って親になったとしても、まな板も包丁もない生活を平気でします。レトルト食品を温めて、袋からとり出した食品で生きられると思っているから、大変な世の中になってしまいました。

こうした事態が生み出した、ひとつの例をお話ししましょう。中学生になった男の子が急に吃《ども》りはじめ、だんだんひどくなって、ついにしゃべれなくなってしまったのです。何かいおうとすると、猿のような奇声を発します。じっと座っていることができないので、落ち着いて勉強もできません。いろいろ病院を回ってみたものの原因がわからなくて、困り果てた両親が相談にいらしたのです。

話をよく聞いてみると、やっと生まれたひとり息子だったため、かわいくてしかたなく、食べものにしても何にしても子どもが好むようにしてきたというのです。アイスクリームを食べたがれば、朝お目ざめにと与え、毎日五、六個食べていたという。もちろんアイスクリームだけではありません。甘いジュースにコーラ、チョコレート、キャンディーと砂糖漬けなのです。

食事にしても、肉ばかり食べて野菜は残す。海草は全く食べないといった偏った食生活でした。

これではカルシウムは極端に不足するし、ミネラルやビタミンといった他の栄養素も足りないのですから、神経はピリピリしてけいれんを起こします。体の浄化槽である肝臓や腎臓も毒素を除去するためにダウン状態ですから、血液は汚れっぱなしです。酸素が回らなければ頭の回転も悪くなります。

このような体ですから、規則的な排便があるはずがありません。案の定、一週間に一回というひどい便秘だというのに、神経も麻痺しているので、平気でいられたというのです。また、このような驚くような食生活を親が黙認していたのです。

さらに驚かされたのが、両親ともに教育者だったことです。父親は、人格は努力することで育っていくものであることを頭で理解しているだけで、本当のところを知らなかったのです。だから「ねばならない」式で理屈だけを教え、実生活では教えとは裏腹に子どもを感情で育てていたのです。これでは神経がおかしくなり、物事の判断も正しくできるわけがありません。

しゃべれなくなったのも、奇声を発するのもイライラするのも、食生活の乱れからです。食べものを正すと神経も活発に働くようになります、とお話ししたら、両親はびっくりされてガタガタとふるえました。

親が子の幸せを願うのなら、まずは毎日の生活を正すことです。朝は早く起きて、煮干しからとっただしで本物のみそ汁を作り、玄米に薄塩のすりゴマをかけ、煮物やおひたしも添えます。毎日の家庭生活が人間育成の基礎なのです。

リウマチと縁づきやすい人の食習慣は

長年リウマチに悩まされてきた人は、骨も神経もコチコチになっています。医者やクスリばかりを頼りにしても治りません。

とはいえ、根があるから、枝葉である病気が出てくるのです。病気という姿で、これまで辿ってきた道のりが間違っていることを教えてくれているので、誤りを探し正せばいいのです。このことは何度も話してきたことですし、今後も折に触れて話をすることになりますが、ここで改めてまとめておきたいと思います。

私どもの相談室では毎回、「根」探しをします。食生活はどうであったか、食べ方は早いか遅いか。主食と副食の割合や全体の分量など。その方の生活の歴史を垣間見せてもらうだけで、どのような体質か、神経はどのように働いてどう詰まり、その詰まったものが細胞にどんな影響を与えているかがわかるのです。

血液が汚れ、肝臓や腎臓が疲労していれば性格も暗くなり、頭の回転も鈍くなります。体のさまざまな機能がスムーズに働かなくなって、病気として現れてくるのです。

相談室にいらしたリウマチに悩む方もそうでした。食べものは体に合わせるのではなく、自分に合わせて自分の好きなものばかりを食べてきたようです。

甘いものが好きで、四六時中、間食をしていました。食事の仕方は、仕事が忙しいからゆっくり食べてはいられないと、噛まずに呑み込んでいくので早食いです。いのちをいただくのではなく、物質というモノを食べるという感じです。その上、ご飯は少なく、副食ばかりが多いのです。体は陰に傾き、細胞も活力を失って本来の働きができません。これでは神経も詰まるはずです。

甘いものをのべつ口に運んでいたといいますから、胃腸は休まる暇がありません。血液は汚れ、ホルモンも異常、カルシウム不足で、イライラが起こります。神経も詰まる。人を責め、恨み、不平不満の種まきばかりで心の明るさがないのです。

これを見る限りにおいても、この方の人間関係は豊かではありません。人を受け入れずにはじき返してしまうのです。感情で物事を決め込む頑固さがあり、かわいさがないのです。争いの種まきばかりでは、体はたまりません。細胞もコチコチに硬くなってしまいます。ここに気づかない限り、病気と縁を切ることはできないのです。

つまり、治りにくい病気は「生活習慣病」で日々の生活の積み上げであり、過去の習慣が病気という表現で根のごとく枝葉に現れてきたのです。

自然を置き去りにした生活が冷え性、不妊症を呼ぶ

相談室に来られる方の相談内容に、こちらが考えさせられてしまうことがしばしばあります。冷え性や不妊症の方の相談もそのひとつでした。

健康な生活とは食べものだけではありません。衣食住、人間関係がどうなっているのかといった毎日の生活が関係してくるのです。

若い女性が相談室にやってきました。相談内容は、赤ちゃんができないことと冷え性です。ところが、真冬にもかかわらずお腹もおへそも隠れないような化繊のパンティに、薄いストッキングだけです。ブラジャーだけでシャツも着ていない。

女の人は腰を冷やしてはいけないことは、昔からいわれてきた鉄則です。それは子宮をはじめ、胃腸、腎臓、肝臓、脾臓、胆のうなど、大事な臓器がすべてお腹と

腰の周囲にあるからです。だから、お腹も腰も隠れるような保温の役目をする下着でなければいけないのです。

特に子宮は赤ちゃんを育てる大切な場所だというのに、平気で冷やしています。しかも、みんながしていることであり、それがお洒落《しゃれ》だという有り様です。

食べものにしても、グルメだといっては血液を汚すような動物性食品を主にして、野菜はほんの飾り程度です。

逆に美容には生野菜がいいといって、キュウリ、トマト、レタスなどを、季節を考えることもなく食べてしまう人たちもいます。夏の野菜は暑さをしのぐために体を冷やす働きがあるのです。だから冬に食べれば体を冷やすことになります。これは自然の流れに添った恵みなのに、ハウス栽培で一年中できるから、季節感も考えることなく食べてしまうのです。

また、美しくなるためには果物を食べなくてはと思い込んでいる人たちもいます。ところが、最近の果物は農薬づけになっていますから、昔のような栄養価は期待できないし、食べすぎると細胞は活力を失い冷え性になってしまう。

中でも怖いのは、外国産の果物や野菜です。一カ月以上もかけて海を渡ってきたというのに、全く腐っていません。店頭においてもなかなか腐りません。それを不思議とも思わないで暮らしていることの怖さです。外国産のものには、普通の防腐剤では間に合わないので、劇薬がかけられているのです。

そして甘いものには目がない。ケーキ、チョコレート、アイスクリームなどなど。衣も食も自然に逆流して生きることになり、体は不自然な状態になって生理不順を引きおこし、冷え性で血液は回らなくなるのです。これはなるべくしてなったのです。

不自然を自然に戻すには、皮膚呼吸と保温のことを考えて、化繊ではなく木綿の下着をつけることです。化繊の下着は静電気を起こしてカルシウムを消費してしまうので、神経質になってイライラしやすくなるという難点もあります。

血行を促すためには全身浴を避けて、腰湯をお勧めします。腰湯でも普通なら十分も入ると汗が出てきます（冷え性だと温めるのに日数がかかり、汗も出ない人もいますが）。また、コンニャク湿布や、ショウガ湯の温湿布で肝臓、腎臓の手当てをして内臓の働きを助けるようにしましょう。

食事は穀類を主にして、玄米または半つき米に薄い塩味のすりゴマをふりかけてよく噛んで食べることを心がけることです。この時の塩は必ず自然から抽出した塩を使うようにします。これは自然食の基本です。

冷え性に一番効くのは未精白の穀類（玄米または半つき米、雑穀等で胚芽のついたもの）です。ですから、副食を減らして主食である穀類を増やす食べ方に切り替えることです。

糖尿病は肝臓機能がまいっている証拠

戦後の食糧不足時代には、糖尿病はほとんどなかったのです。それが食生活の改善とともに急増してきました。飢餓の反動がこのような飽食日本を生み出したのかもしれませんが、不自然な栄養のとり方が原因。贅沢病といわれるゆえんです。

ところがこの頃は、小学生にも出てきているし、犬や猫にまで広がっているというのですから大変なことです。人間に飼われた犬や猫は人間並みの食べものや化学合成されたペットフードに毒されてしまっているからです。

不自然に流れる現代病といわれる生活習慣病は糖尿病に限らず、底知れない広がりを見せています。実に不気味なことです。

この飽食は世界の人々の努力によってまかなわれています。エビ、カニ、マグロ、肉をはじめ、その多くは外国産です。食材を送ってくる現地の人々の口には入らないものなのです。こうした人々があっての飽食であることを忘れて、感謝の心もないとしたら、それを自然が喜び助けるはずがありません。よくよく頭を冷やして考えるべきことなのではないでしょうか。

さて話を戻しますが、糖尿病は膵臓《すいぞう》から出るインシュリンというホルモンが不足して発生する病気といわれています。実際に血糖値が高くなり、尿中に糖が出てきます。

糖尿病は医学では膵臓のインシュリンが問題にされますが、血糖の調節は、本当は肝臓がしていて、糖が多い時に肝臓が蓄えるのです。

インシュリンは当座の血糖の調節はしますが、部分的な調節で全体的なものではありません。ですから糖尿病は肝臓の病気といってもよいのです。

糖尿病は自覚症状がなく、痛くも苦しくもないのは、美食、暴飲暴食などで肝臓も疲れ、神経も麻痺しているし、甲状腺ホルモンのカルシトニンも分泌されず、食欲を制することが不能になっているからです。

肝臓の疲れは目にも出てきて、進行すると失明します。細胞が硬化し、高血圧も進み、脳卒中、心筋梗塞につながる。浄化槽の肝臓、腎臓も疲労困憊してSOSを発信。それでも好きなものを食べるのはやめられない、難しい病気です。

喉が渇く、疲れやすい、尿の量がやけに多くなったという症状が少しでも出てきたら要注意です。現代医学ではクスリもなく、治せない病気のひとつです。

現代医学では膵臓からインシュリンが出ないことばかりを問題にして、糖尿病がすすむとインシュリン注射をします。しかし、体は部分ではなく全体を見るようにしないと、自然の流れを切ることになるのです。

つまり、膵臓が弱る時というのは、膵臓が単独で弱っているのではありません。運動不足や美食の結果が血を汚し、胃腸の負担を重くして疲れさせているし、その歪みを肝臓が負うことになって、肝臓が弱るのです。

肝臓が弱れば、細胞が硬化して老化が早まります。細胞硬化が高血圧や動脈硬化につながり、やがて脳卒中や心筋梗塞といった血液の病気と縁つなぎになるのです。白内障といった目の病気も肝臓です。それゆえ、目は肝臓の窓といわれています。

これらを浄化するには、肝臓、腎臓の疲れをとって、血液の浄化を考え、ホルモンの正常化など、浄化作用ができるように回復させることです。

そこで食べものですが、糖尿病の食事は体全体の調子を整える玄米菜食をやはり勧めます。現代医学でいわれるように栄養価の高い肉や卵の動物性食品を多くとると肝臓は疲れますから、菜食型の食事で海草や根菜類を努めてとり肝臓を正すこと。

外側からの手当ても、コンニャク湿布やショウガ湿布、ビワ葉温灸を背中、腹、肝臓、腎臓に主にすることは、おおいに助けになります。少し良くなったからといってやめないようにしましょう。これは生涯続けていく健康法なのです。

肝臓はなぜこれほど大切なのか

ここまでお話ししてきて、だいたいおわかりいただけたと思いますが、現代医学と自然療法は全く違うということです。

医学は悪いところを医師がクスリで止め、ダメなら手術、移植ということをします。患者は安静にして何もしない。部分的、分析的に治すことをします。

しかし自然療法は、動ける病人なら人まかせでなく自分で何でもする。食事、手当ても自分で行動し、実行して体で覚える（食事作りなどできない場合は家族の協力がいる）。

体は部分でなく全身的なもので頭の先から足の先まですべてつながっている。六十兆の細胞すべても神経で動かされている「いのち」と見る。

ことに肝臓を大切にします。肝臓は胆汁を生産する。この胆汁がしっかりしていると、毒素も炎症も菌も一瞬にして消すだけの力をもっています。この胆汁は小腸からリンパに行き、細胞を助けるリンパ（細胞と細胞の間を流れ、細胞浄化を支えて働く）と共に全身の浄化のために活動し、免疫力、自然治癒力という重大な基礎的働きをするのです。しかし肝臓が弱ると、この強力な胆汁も力を失ってしまう。

病気のもとは「肝、腎かなめ」で、肝臓、腎臓は血液浄化のもとじめなのです。もともと食べ過ぎ、のみ過ぎから肝臓も過労で病気になっているけれど、現代医学では、栄養を貯える倉庫だから栄養をとれという。

自然療法では、食べ過ぎて疲労しているから少食、時には断食して疲労をとる。そのためには玄米菜食が一番です。これで肝臓は活力を得て元気づきます。肝臓が治らないなら、生活習慣病といわれる慢性化した治りにくい病気は治せない。

時代と共に細分化し機械化する現代医学の効力は、外科や細菌性の外から入る菌についてはものすごい。ライ病、伝染病、結核などは現代医学によって救われました。しかし、食習慣、考え方、生き方の間違いから来る病気は、自分の内側の問題で、それが生活習慣病といわれるゆえんです。自分の歩いてきた道を正し、実践しておのれを磨くのが自然療法で、自然にかえる一筋の道なのです。この実践力、行動力が養われたら運命も変わるのです。

つまり、血液浄化と共に脳神経が活性化して、頭の回転も良くなると、動くことが楽しくなるのです。

この点は詳しくは別著『家庭でできる自然療法』（あなたと健康社刊）を参照して下されば、なおよく理解できると思います。

第3章

「自然の見えない力」を味方につける秘訣

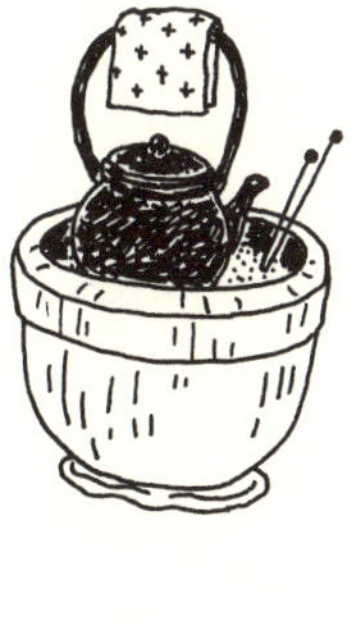

玄米を食べ続けても、ゆとりがないとガンになる

六十歳の男性が奥さんと一緒に相談にいらっしゃいました。

彼は二十年間、玄米を食べ、コンニャク湿布やビワ葉温灸の手当てもしていたというのに、前立腺ガンになってしまったのです。

相談室で奥さんは、開口一番、「どんなことがあっても絶対に、手当てをしなければいけないのでしょうか？」と質問されました。

というのもご主人は、仕事で帰宅が深夜になっても、コンニャク湿布もビワ葉温灸も、必ず決められた時間にしてからでないと眠らなくて、奥さんが眠かろうがどうしようが手伝わせるといった具合に、臨機応変に考えるのではなく生真面目に、決めたことは絶対に守る主義なのです。

奥さんや子どもたちにも、白砂糖は血液を汚すから食べてはいけないとか、添加物の入った食品はダメだといってうるさい。あまりの口やかましさに子どもたちも寄りつこうとしないし、間に入った奥さんは苦労が絶えないとのことでした。

それで誰が病気なのかといえば、家族に自然食を勧めているご本人です。他はどなたも元気なのです。「おかしいですね」とご本人に尋ねると、「私みたいな病気にならないように、注意しているんです」と返ってきます。

「ゆとりがないと神経も詰まるから、ゆったり考えたらいかがですか？　手当ても大事ですが、やればいいというものでもありませんよ」と助言すれば、「そうですね。よく家内にいい聞かせます」といった具合で、まるで伝わりません。

顔つきはきびしく、時計の針が十一時五分を指したような目つきで、血色も悪く青白いのです。

この男性のように、我を張って自分で頑張れば頑張るほど、細胞は詰まります。そのイライラのはけ口として、家族を責めても安らぎは得られません。喜んでいる時は、唾液も胃液もたくさん出て消化を促しますが、暗い心では鈍ってしまいます。

そんなこんなでしたが、この方が私どもの料理教室に通うことになり、自然療法とは何であるかを学ばれたら、どんどん顔色が良くなっていかれました。一年半ほどで穏やかな顔つきに変わられたのです。時計の針でたとえると、九時十五分くらいの目つきになったのです。もちろんのこと、ガンは好転しました。

玄米をはじめ、自然が育てる食べものにはいのちがあります。そのいのちをさておいて、体に良いといわれる物質だけを食べても良い結果は得られません。肝心のいのちを置き去りにする心が神経につながって、内臓の働きにブレーキをかけてしまうからです。

病気のもとは胃腸ですが、胃腸が弱ると浄化槽の働きをする肝臓、腎臓の負担が増えます。やがて浄化できずに全身に毒素を回すようになり、病気という縁を育てることになるのです。

突っ張ることをやめて心が楽になれば、神経も楽に働けるようになり、自然の力も自由に入ってくるようになります。

楽しく食べる工夫がないと、治る病も良くならない

ある日、講演会の会場で、若いお母さんから次のような相談を持ちかけられました。

「子どもはてんかんですが、この頃急に激しいまばたきをするようになって、良い

といわれる病院や食養の先生のところにも行ってみましたが、原因がわかりません。いわれる通り、玄米食で体力をつけるようにして、砂糖や牛乳や動物性食品は絶対に食べさせないようにしています。ただ、制限があり過ぎて疲れてしまい、どうしてよいのかわかりません」というものでした。

甘いものがいけないといわれたので、子どもの気持ちも考えることなく、とりあげてしまったのでしょう。おそらく、あれもダメこれもダメと神経をすり減らし、イライラした心で子どもと向き合っていたのではないでしょうか。

幼い子どもは、親にすがらないと生きていけません。でも責められるだけでは、逃げ場を失って神経は硬直します。それがひっきりなしの、まばたきとなって現れたのです。また、お母さんのイライラは子どもの脳神経をも疲労させ、てんかんとなったのです。

甘いものがダメだと我慢させても、子どもは欲しがります。いくら理屈でいい聞かせても納得はしません。こんな時は、闇雲にダメというのではなく、梅肉エキスや自然の果物を搾った汁に、黒砂糖や良質のはちみつや液体酵素で甘味をつけたジュースやおやつなどを与えてみてはいかがでしょう。工夫する心さえあれば、内容よく、おいしく、楽しく病気治しができるのです。

自然のエネルギーが入りやすい人・入りにくい人

自然食が良いとなれば何がなんでも自然食と、信者のようになってしまう人がいます。それは大きな誤りです。そこで、そんな過ちをおかしてしまった方の話をしましょう。

この方は、小さい時から体が弱く、骨も歯ももろかったようです。それで一所懸命に自然食の勉強をなさいました。自然食をはじめたことで、起きられなかった朝も起きられるようになり、元気に働けるようにもなり、結婚して三児の母になるまで健康になりました。

ただ気になっていたのは、理屈が先行するようになり、玄米玄米、玄米でなければ、自然食でなければ、添加物は良くない、白砂糖はカルシウムやビタミンを欠乏させて血を汚す敵、といった調子になっていったことでした。

彼女の食事の内容といえば、玄米にゴマ塩、きんぴらごぼうといった具合に、限られたものだったのです。青いものや赤いものをとり入れ、バランスがとれていればいいのですが、玄米、黒ゴマ、黒まめ、ひじき、黒砂糖と黒いものばかりの偏ったものでした。長期的にこうした偏った食事が続くと、心も閉ざされていきます。自分の枠の中で判断してしまうから、心は安らがずに詰まって流れないのです。

また、その詰まった心は人間関係に影響をおよぼします。とうとう、あの人は白米食だから白砂糖好きだから肉食だからダメ、あの人は玄米を食べているから良いと、人も食べているもので分けるようになっていました。白砂糖入りのお菓子や白砂糖をもらっても迷惑そうな顔をして、これは毒だといって捨てるのです。

私のもとに、「これは無農薬、有機農法の自然のものです」といって、いろいろと野菜など送ってくれるのですが、新鮮さが感じられないものばかりでした。自然食といいながら不自然もはなはだしい、といった有り様でした。

これでは神経も疲れ、不健康の縁作りをしているようなものです。ですから何度も彼女に「もっと心をゆったりして、見えない自然の力を見られる人になって下さい」と話をしていたのですが、いくらいっても聞く耳を持ってはくれませんでした。

とはいえ、体は正直なもので、極端なことをいいはじめた頃から歯がボロボロになり、三十代にして総入れ歯になってしまったのです。骨も歪んで、背中も腰も真っ直ぐに伸びなくなりました。腸の働きも悪くなり、便も尿も思うように出ないようになっていました。これは腎臓、肝臓がくたびれて悲鳴をあげているという信号なのです。

それでも、現代医学は信じられないといって、医者にかかることなく、玄米を主にした自然食の生活をしているから大丈夫、と頑張っていたのです。どんどん体は悪くなり、玄米スープすら喉を通らない状態になっても「医者にかかったら不自然なものを体に入れられるから、絶対に行かない。自然食で治しているから必ず良くなる」と頑なに頑張っていました。

こうなっては、もはや自然の力は入ってきません。自分の力、自分の我で突っ張っているうちに、ある日突然、心臓が止まってしまったのです。

子どもがいるから死ぬわけにはいかない、だから医者にはいけないといっていた方が、いたいけな子を三人も残して亡くなったのですから、何とも痛ましい話です。

どんな場合でも、ものより心が先です。頭で受けとめて理屈で食べていては、物質であるモノを食べることになり、食べものに宿っている自然のいのち、自然の恵みであるいのちを忘れてしまうことになるのです。

あなたの脳は「あなたの体の声」を聞いてますか？

甘いものを食べ過ぎて病気になった人は、甘いものは毒だから食べてはいけないと、頭で理解して食べたいのを我慢します。こうして頑張ることも、ある程度までは続けられますが、無理やり控えていると神経は詰まります。

このような我慢くらべをしていると、ダムにせき止められていた水がせきを切ってドッと流れ落ちるように食欲を止められなくなって食べはじめるのです。その後、今度は大食いをした自分を責めます。責めて、我慢くらべをして、また食べる、この繰り返しです。健康作りの根が育っていないと、何の解決にもならないのです。

食べたいという欲求を無理に抑えても、食べたいという心は変わりません。間食癖は、慣習となって大脳にしみ込んでいるのですから、いつも食べていた時間になると食べたくなるのです。つまり、一日に何回もお菓子をつまむ癖をつけてしまうと、それが習慣化して、いくらでも食べられるようになってしまいます。

食事の回数にしても、一日一食の人もいれば二食の人、三食の人といろいろですが、三食が限度です。それも腹八分ですませることです。人間はそんなに多く食べなくても充分生きていけます。むしろ少ないくらいのほうが体に良いというのに、自分の食欲のままに食べると、習慣化した脳が体の声を聞くこともなく食べさせてしまうのです。

大量に食べることが習慣化していれば、自分の思いのように神経が動き、自然からのいただきものである、いのちの尊さを忘れた生き方になっていきます。

それを直すにはどうすればいいか。ただひとつ、悪い根源を断ち切ることです。

悪習慣を作ったのは自分なのですから、大脳に教え込んだ習慣を改めるしかありません。自分が欲するままに食べたいだけ食べれば、「お腹いっぱい食べるとこうなるよ。控えめにしたほうが体にいいよ」と体が教えてくれます。

その時、体に現れた、体調不良を脳に教え込むことです。体で覚えた経験を脳に教え込んでいくうちに、体に良くないものは嫌いになっていきます。反対に嫌いなものでも、体にいいものは好きになるといった変化が現れてくるのです。

自分で頑張るのではなく、自然にまかせていると、自然に添って生きることがどのようなことかを、理屈ではなく体が受けとめるようになるのです。

私が人生の岐路に立たされるたびに、良きアドバイスを与えて下さった手島郁郎先生から、生前こんな話を聞いたことがあります。

トゲのあるバラとサボテンを育てる時に、先生はトゲの部分に手をおいて「僕が愛しているからトゲはいらないんだよ」と毎日いい続けていたら何年かしてトゲが柔らかくなったということでした。このように、いのちあるものは必ず反応します。

毎日毎日繰り返すと、体がそれを覚えて脳にしみ込んでいくのです。そのしみ込んで習慣化したものが、いつしか心として現れてくるのです。

心は宇宙につながる受信機です。心が解放されれば、宇宙からの無限のエネルギーを受けとめられるようになります。自然体で生きるとはどのようなことかを体で知ることができれば、いのちの尊さを実感できるようになるのです。

「病を治す」より「病に学ぶ」ことが肝心です

ある時、自然食の店を経営して健康相談にも応じているという方から、「肝臓がなかなか治らなくて困っている。人生にも行き詰まりを感じている。何とかならないものか」と相談を受けたことがあります。

人さまの健康相談をしている人が、自分の健康で悩まれるとは何とも妙な話ですが、こういった方はけっこう多いと思われます。体に良い成分、ということだけで食べものをとらえていると、こういったことになるのです。

例えばコンニャクの温湿布でも、病気を治すために焦ってしても、コンニャクの心も親切もわかりません。使い捨てカイロで温めるのとコンニャクで温めるのとでは、体に働く作用は全く違います。なぜかといえば、コンニャクがどのように育つのか、という原点にかえって考えてみるとわかります。

コンニャクは、土の中で四年もの歳月をかけてコンニャク玉に育つのです。それだけ自然の力が満ちています。この力が体の中の老廃物を排出するための働きに変わるのです。昔からコンニャクは腸の砂下ろしといわれ、腸の浄化のためにも食べると良いといわれました。食べるだけではなく、湿布として体に当てても皮膚を通してじっくりとしみ込み、体の浄化を助けることを、実際に体が教えてくれます。

玄米も野菜も薬草も、いのちあるものには自然の恵みが満ちています。こうした自然の力は、数値で表すことができないので忘れられがちですが、自然の力への感謝を持って食べると、体でその力を受けとめることができるのです。でも、病気治しのための成分として食べていたのでは、その力をもらうことができません。

この方の場合も案の定、病気を治すには玄米菜食。砂糖は血液を汚し、神経を詰まらせてイライラさせるのでダメ、と理屈で病気を治すような指導をしていました。健康相談者として、食べものを育む原点に戻って見ていなかったので、良い結果は生まれなかったのです。そして自分が病気をしてもそういっているので、病気を隠していいところを見せようと突っ張る。

でも、理屈で体は治りません。甘いものはダメと抑えても、大食いはダメと食べる量を減らしても、理屈だけで抑えきれるものではありません。それどころか、無理して我慢すれば我慢した分だけ食べてしまい、かえって体調をくずすといった悪循環を繰り返します。結果として仕事の信用も落とします。

肝臓は心の臓器なので、無理して突っ張る気持ちをすべて受けてしまうのです。そんな歪みが体に現れてくるのです。

まずは、自分の姿に素直にうなずくことが大切です。責任を何かに押しつけてごまかすのではなく、認めることです。ごまかしようにも、自分が持っているものですから、必ずついて回ります。ですから根っこを正さなければ、何年経っても同じことを繰り返すことになるのです。

病気になったら治す前に病気に学ぶことが肝心です。病気という縁は必要があっていただいたものです。これまでの生き方や考え方の間違いを正すことからはじめなくてはいけません。いい換えれば、自分を知ることが何より大切なのです。

自然療法は心あってのこと。自分の姿に気づいて自然にかえる努力をした時に、自然の見えない力に助けてもらえるようになるのです。自然療法でガンが治った、医学で治らない病が治ったと聞いて、何を食べて治ったのかと、治るための食べもの探しにやっきになって結果を焦って、うまく続かないケースが多いのはこのためです。

西洋医学との共存も大切

若いお母さんが「七歳になる子どもの足が曲がったまま治らないのですが、自然療法で治るでしょうか」とおっしゃいます。

なぜ足が曲がったままになったのですかと聞くと、アトピー性皮膚炎の治療を自然療法に切り替えたら良くなってきたのですが、かゆくてかいたところから黴菌《ばいきん》が入って、足から腫れてきて顔まで腫れあがってしまい、その後遺症として、筋が硬くなって足が曲がったまま戻らなくなってしまった、ということでした。

細菌の感染による時は、病院でクスリを投与してもらえばすぐに治ったのです。でも、アトピー性皮膚炎が治らなかったこともあって、病院に対する不信感から、素人判断の自然療法でやって、こうなってしまったというのです。

自然療法に凝り固まっている人の中には、実にこういう方が多いのです。これは自然療法と現代医学の違いをよく理解されていないからです。細菌に関して現代医学はよく研究されています。また、点滴で助かる人、手術で助かる人もずいぶんいらっしゃいます。

とにかく細菌性のものは素人判断ではなく、細菌が繁殖する前に医師の診断を受けることです。こんな時は、一本の注射で菌を殺してくれます。その後、自然療法で回復に努めればいいのです。

このお母さんも病院に行ったら何をされるかわからない、薬害が怖いからと、対応を変えなかったことで、このような結果になってしまったのです。どうにもできなくなって病院に行って菌を殺す注射はしてもらったものの、硬くなった筋は治らなかったのです。

幸いにも、時間はかかりましたが、ビワ葉温灸、芋パスター、その他の自然療法で、硬直した筋と曲がった足を治すことができました。何ごとも臨機応変に判断していくことが肝要です。これしかないと一本調子でやると失敗することになりかねません。

もっとも根本的な問題にまで遡《さかのぼ》れば、細菌に負けるような体だからアトピー性皮膚炎にもなるのです。外側からステロイド系の薬剤を使っても治りません。一時的に治ったように見えても、神経を麻痺させて痛みやかゆみを抑えているだけのことです。

むしろクスリで抑えることで、細胞はますます働けなくなります。弱った細胞一つひとつを活性化させないと治らないのです。

第4章

【喜びの体験談】治らないといわれた病も克服できる

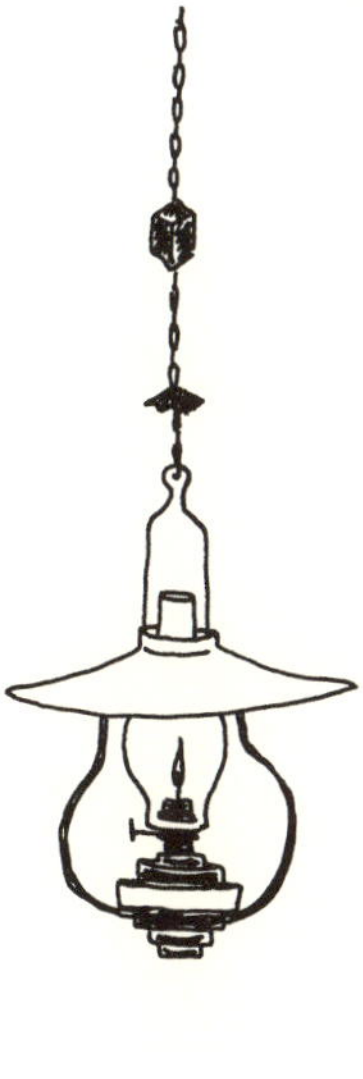

胃ガン手術後の弱りきった体が見事に回復

（青田精治　五十六歳）

胃が重く食欲がないので、おかしいと思って病院に行ったら胃ガンといわれ、胃の全摘出手術を受けました。

それまではマラソンなどをしていたのに、術後は急にやせてしまい、体力が落ちて半年経ってもフラフラして、歩くのも杖にすがる状態でした。貧血もひどくて何度も輸血しました。十歳くらい歳をとったように見えると、まわりに驚かれもしました。

その頃、家内が玄米の重湯で死にかけた人でも助かるというからと、ポットに入れて病院に運んでくれました。これは本当に元気が出てきます。玄米とはたいしたものだと思いました。家内は、前から私に自然食がいいといっていましたが、すべて右から左に聞き流していたのです。その自然療法に私は助けられました。

弱っていた時は、妙法人蔘エッセンス、エゾウコギエキス、ビワ葉エッセンス、酵素などに助けられました。肝臓、腎臓、腹をコンニャク湿布で温めると、冷えがとれていきました。徐々に食欲も出て、玄米の重湯から玄米のおかゆ、玄米餅雑煮など、やわらかく煮たものなどを食べられるようになっていったのです。体が弱ると気力も弱って情けない状態だった私が、元気になれ、二カ月で退院することができました。

自宅に戻ってから本格的に自然療法をはじめました。胃を全部とっているので、すぐに腹がいっぱいになって、たくさんは食べられません。でも、すりゴマをかけた玄米をドロドロになるくらいによく噛んで食べ、サルノコシカケ、フジノコブを煎じて飲んでみました。

胃ガンに良いと友人が持ってきたツルナをゴマ和えにして食べ、タンポポの根のきんぴら、ヨモギ入り玄米草餅なども消化できるようになり、体力もついてきて少し散歩などをする気力も出てきたのです。その頃から本も読むことができるようになりました。スギナを粉にして茶さじ一杯ずつ、朝晩、ビワ茶とともに飲みました。ビワの種を干したものを田舎の妹が送ってくれたので、それも毎日朝晩、粉にして飲みました。

ビワ葉温灸は毎日、背中から腹、肝臓、腎臓と続けました。体力のない時は長くすると疲れるので、一日三回に分けて十五分くらいずつしていたのが、だんだん一時間くらい続けてできるようになっていきました。

肝臓、腎臓、胃、脾臓には、ビワ葉を巻いて湿布し、寝る時には足の裏にもビワの葉をはりました。芋パスターは脾臓にはりました。これらは毒下しにいいということで、体が楽になるのです。梅肉エキスや葉緑素のお世話にもなりました。

でも、何といっても食事が大事であることを知りました。貧血になって再入院になった時、牛乳と卵くらいはいいだろうと食べたら、体調がひどく悪くなり、食養が大切だと身にしみたのです。弱っている時は、血液も酸性になりやすいのだと体が教えるので、自然に食べなくなります。不思議なことです。

私は胃ガンになる一年ほど前から酒量が増え、暇があると一升瓶を置いて、コップ酒を飲むというようになっていました。病気が今までの自分の生き方の間違い、自分勝手な姿を見せてくれたのです。わがまま勝手な生活から胃を切ってしまうことになったと深く反省させられました。

今はもう胃がどこにあったかを忘れるほど元気になり、仕事も普通にできるようになりました。初心を忘れずに続けていきます。

ガンを切ってもガン体質は残っているし、ガンになりたい細胞が伏兵としてあることを忘れてはいけないとのこと。長い間に積み上げてきたのも自分だから、この体質を変えるまで、自分磨き、心磨きをしようと思っています。

自然療法は病気治しではなくて、人間性を養い、自然体で生きる道だと東城先生はいわれますが、本当にそうだと、今やっと体で納得しています。

＊　＊

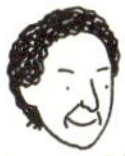

ガンは治ってもガン体質を作った細胞はまだ残っています。この細胞が次々と新生して新しくなるまでには少なくとも七年はかかるといわれています。ガン体質を変えるまでにはまだまだ安心せず、生きる姿勢を正すことが大切で、これは生涯の問題でもあります。

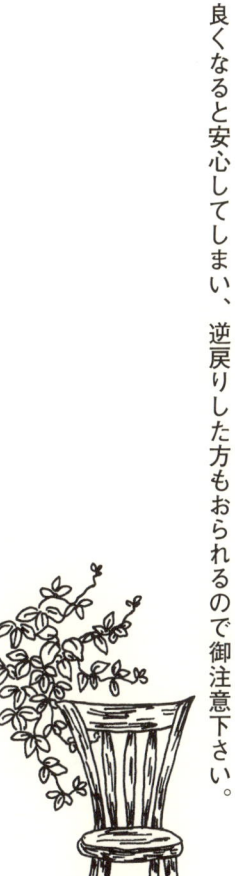

良くなると安心してしまい、逆戻りした方もおられるので御注意下さい。

あきらめていた子を十四年目に出産

（平良陽子　三十八歳）

結婚して十年経っても子どもができなくて、赤ちゃんを見るとうらやましいのを通りこして、ひがんで人を傷つけ、人を恨み、心貧しいみじめな自分にも気づかずに生きていました。

玄米食が良いと聞いて玄米を食べはじめましたが、その先生は玄米食にかえて半年から一年くらいで普通は子どもができるから、それでできなかったら、たいていダメだといわれました。私は一年経っても妊娠しないので、不妊症かと悩んでいた時に、東城先生の本に巡り合いました。

自然の力は無限だという、この何かしら湧き出るようなものに心ひかれ、これまでの生活を変えたいと思い、見えない糸に引きつけられるように自然療法を学びました。

玄米を食べるのでなく、いのちをいただくこと。悲しんだり、人を恨んだりする忙しさは自分の姿だったこと。血の尊さなんて考えもしなかったから、親にも先祖にも感謝もなかったこと。一人っ子でわがままいっぱいの生き方をしてきたこと。心の根育てはこんなところからだと気づかされ、一つひとつ自分の至らない姿を見せられました。

掃除にしても、料理の心遣いにしても間違いだらけ、心のない自分でした。そう気づくと世界が違ってきました。良い仲間にも恵まれるようになりました。

今まで知らなかった腰湯、足湯、ビワ葉温灸、コンニャク湿布などの手当ても教えていただきました。ここにも自然の親切があるといわれ、これは自分で実践して体で知ることだと教えられました。

私は今まで、子どもがほしい、そのためには玄米食だと、自分の思いと玄米食にとらわれて、自分を縛りつけていたと気がついたら、とても楽になりました。

もう子どもができなくてもいい、できなかったら人のために、障害児のために何かしようと思ったら、縁があって、障害児の学校に手伝いに行くことになったのです。本当にこの子どもたちをかわいいと思いました。

腰湯やコンニャク湿布などもありがたくできました。玄米食も、子どもがほしいために駆け引きで食べていた時は、三年経ってもダメでした。でも心が変わったら、特別に何かしたわけではないのに、結婚十四年目に妊娠しました。

ところが妊娠しても貧血がひどいために検査をしたら、四カ月目に子宮筋腫があるとわかりました。この筋腫にエネルギーをとられて貧血になっていたのです。手術はできません。筋腫が大きくなったら胎児は育ちません。輸血もダメなのです。それで一カ月半入院になりました。

玄米を食べ、コンニャク湿布を肝臓と腎臓に続け、砂袋に寝たり、ビワ茶、スギナ茶を欠かさずに飲みました。もし、障害を持って生まれてきても、この子とともに生きようと思い、自然におまかせしたのです。

早々と病院を出て、腰湯を朝晩せっせとしました。ビワ葉の温灸、コンニャク湿布にも助けられました。

お腹が小さくて未熟児ではないかといわれもしましたが、三千グラムもあって、病院もびっくりしていました。母乳もよく出るし、元気に育っています。

私が何をしたわけでもないのに、心が軽くなった時、これで良しと神様が子どもを恵んで下さったと、ただただありがたく、多くの方の尊いご縁をもったいなく思っています。

＊　＊

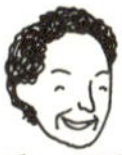

子どもを生まないので少子化になった、次の時代はこれじゃ心配だといわれます。そんな中で子どもを生みたくても生めない体の人も多くなっている世の中です。食生活の重要さが自覚できなくて、手抜きしてファーストフードが食卓に並ぶということが多くなりました。外食産業の増加と共に子どもを生めない女性も増加しているのです。しかし、食生活を正し、外から手当てをするという、自然に生きる実践をして、子宝に恵まれた人はたくさんおられます。この平良さんも二人のお子さんのお母さんになりました。

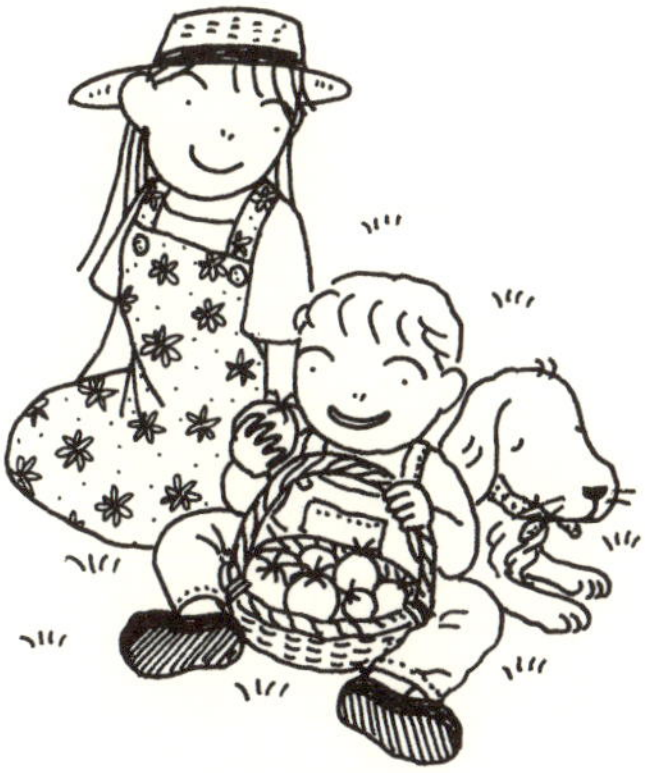

母の末期の子宮ガンが消えてなくなった

（森山とよ子　三十八歳）

当時、六十八歳だった主人の母は、十年前から出血があったようですが、病院嫌いで行こうとしなかったのです。足が痛くて歩けなくなって、無理に整骨の先生のところに連れて行ったら、大きなしこりが骨につかえて治療できないから病院に行きなさいといわれて、やっと行きました。

すると病院で、座骨の骨がとけ、下腹の骨もとけてないといわれてしまったのです。しかも子宮ガンも末期で手のほどこしようがない状態だったので、座薬を入れて毎日痛みをとっていました。

入院中も抗ガン剤と痛み止めを使いました。でも、私は「あなたと健康料理教室」で勉強中でしたから、少しでも楽になることをしてあげたいと思い、丁度ビワの種をハチミツに漬けたものがあったので、すりおろして飲んでもらいました。

食事も病気に良いというものを自分で作って運びました（甘いもの、ギラギラするほど油っこいものが好きでしたから、血は汚れてカルシウム不足でした）。毎日玄米を食べるのは嫌がるので、黒炒り玄米粉に熱湯をさしたものや、すりつぶしたゴマとスギナ粉を混ぜたふりかけをご飯にかけて食べてもらいました。

お茶はビワ茶、スギナ茶にしました。手当てはコンニャクの温湿布、ビワ生葉の湿布をするなど、病院でもできることを工夫しながら看護しました。

退院してからは、本格的にビワ葉温灸を毎日、背中、腹、肝臓、腎臓、下腹、手足のツボにしました。長い時間は疲れるので、はじめは十五分くらいにして、だんだん延ばしていきました。

一カ月ほどした頃に気持ち良いといい出しました。特に下腹、背中が気持ち良かったようです。病院に検診に行くとガンが小さくなっていました。クスリがこんなに効くのかと医者はびっくりしていましたが、クスリはいっさい飲んでいないのです。かわりに、ビワ葉エッセンス、エゾウコギエキスなど、自然そのままの濃縮エキスなどのお世話になりました。

貧血がひどいといってクスリを注射しても全く変化がなかったのに、貧血にいいからと相談室の先生に伺っていたクズの葉葉緑素を飲むようにしたら、次の検査の時に指数が上がっていたのです。そして二カ月後には正常になっていました。夜も寝られないほど辛かった痛みもなくなり、食欲も出てきて、よく食べるようになりました。

その頃には下腹の大きなガンはなくなり、転移していた肺の二つのガンも見当たらないということでした。一時好転するための反応もあり、痛みも出ましたが、治るためだから大丈夫と納得してもらい、ビワの葉の湿布や温灸を続けました。

腰の脇にあった、外から見てもわかるようなガンもいつの間にか小さくなり、ガンの下でとけてしまっていた骨にも変化が現れてきたのです。松葉杖がないと歩けなかった人が、前より歩くのが楽になったといいます。病院でもこんなガン患者ははじめてだと驚いていました。

この母は非常に頑固で、私の夫である息子ともうまくいかず、隣りに住んでいながら一度も行き来がなかったのです。主人にしても母が大変な状態の時も知らん顔でした。母もこんな状態になるまでは、私との行き来も嫌っていました。

なぜ、私だけがこんな嫌な目に遭わなくてはいけないのか、と恨んだ時期もありましたが、今は人が変わったように素直になり、よその人にはいのちの恩人だといって感謝してくれているようです。

医学の力ではどうにもならなかったガンが、こんなに見事に治るのは、医者も驚くだけに、本当に奇跡としかいいようがありません。でも、私は人の力ではなく自然の力の見事さだと確信して、感謝しています。

＊　＊

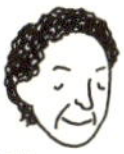

いのちは人の力でなく、自然の力で養われます。頑固なお義母さんも苦しみのあまり、嫌っていた人の看護も受け入れ、頑なな大きな心のしこりもとれていきました。自然療法はまず食べものからいのちをいただく。でも「いのちは天命で生まれ、天命で還る」。自分の意志や考えではありません。しかし、神経がらくになったら還ると思ったいのちもまだ早いと引き戻されてしまった。お嫁さんの真心からの看護で、この自然の力がお義母さんに伝わりました。愛が人を包み、自然の力が救ったのですね。

乳ガンになって学んだ「自然にまかせて生きる」という教え

（朝倉洋子　三十六歳）

アメリカで乳ガンの手術を受けました。術後一日、二日と経つうちに、ことの重大さに驚きながらも、主人や子どもたちでなくて良かったと思いました。親しい友人が自然医学書、自然食に関する本を持参してくれたので、むさぼるように読みました。

すると、ストレス、食べものの間違い、百しかない自分の力を百二十出そうと頑張ったことなど、思い当たるふしが少しずつ出てきました。

玄米菜食で治そうと決心して、主人に胸の内を話して了解を得、医学的薬品も治療もいっさいやめて、これにかけました。アメリカは訴訟の国ですから、医者は訴えられるのを怖れてか、病気の程度より強いクスリをくれます。でも、患者である私の意志を尊重して了解してくれました。

友人は気でも狂ったのかといわんばかりに治療を受けるように説得にかかりましたが、私は東城先生の本を支えに、術後三カ月目より本格的に自然療法をはじめました。

はじめて食べた玄米は甘くておいしく、芋パスター、腰湯、コンニャク湿布、ビワ葉温灸、砂袋にも助けられました。どれもこれもすばらしい療法で、体になじんでいったのです。

ただ玄米食に変えて半年ほどすると、腰痛、胸のしめつけ、痰、目の疲れ、肩こりなどが現れるようになりました。こうした好転反応の度に一瞬落ち込み、息子の寝顔を見ながら涙を流しましたが、体内の毒素を出すために戦ってくれている細胞や血液たちを思い、良いことなんだと自分をふるい立たせて頑張りました。

最初は玄米菜食の料理と家族のこれまでの料理を多少変えて二通り作りましたが、私がおいしそうに食べるのを見て、「ママはうまそうに食べるな」と主人がつまむようになり、続いて娘、息子が食べはじめました。

そのうち、年中頭痛を訴えていた主人が「頭が軽くなった。玄米はたしかに良いよ」と友人にも勧めるようになりました。

娘や息子のアトピー性皮膚炎も、各々に好転反応を出しながら徐々に良くなっていきました。反応の度ごとに、母子で頑張ろうと励まし合い、食事改革と自然の手当てを懸命にやりました。

一年もすると、家族は同じ食べ物になりました。毎年手伝いに来てくれる、年老いた母の腰痛も良くなり、生き生きして毎日大きな庭の草花の世話に余念がありません。食卓から白米、白砂糖、添加物入り食品が姿を消し、天然醸造しょうゆや、これまでたまにしか登場しなかったゴボウ、ニラが大物顔です。

手作りみそや納豆にも挑戦しました。時間はかかりますが、心を込めて作ったものには、温かいぬくもりが感じられました。今では、一日中食事作りに追われて楽しんでいます。

これまでですと、自分の時間がほしい、何とか少しでも自分の勉強をとやってきましたが、今は妻として、母として、家庭内の仕事を第一にと切り替え、自分がやりたいことができなくても自然にまかせようと思ったら、焦りはいっさいなくなり、安らぎを得られるようになりました。

大きな病に出合いましたが、食事の改革だけでなく、心の勉強もさせていただいていま す。

帰国して、月例会で東城先生の講義を拝聴する機会を得、「空になる」というすばらしい言葉を学ばせていただきました。「自然まかせで生きる」。大病に出合わなかったら、一生知らなかった言葉かもしれません。病に感謝、育てられています。

＊　＊

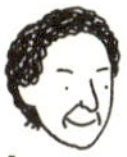

「母よ家庭に帰って下さい」といわれる世の中ですが、女性の社会進出も大切なことです。でも家庭を忘れ、まず自分のことを大事にして自分の勉強第一。その結果、自然からどんどん遠くなって、一家の根となり家族をいつくしみ包む母がいなくなると、家庭崩壊が起こります。この家庭もくずれかけて病人一家になっていました。心を正し、母がどしっと安らいだら、一家に自然の風が入ってきました。

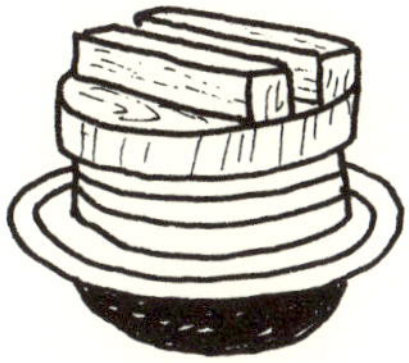

医者も見放した肝硬変が驚くほどに回復

（川村登㐂子　五十四歳）

主人は肝臓が悪いと診断され、通院治療していましたが、腹水がたまり、足がむくみ、食も進まなくなったために肝硬変で入院することになりました。

その頃、自然療法について知り、主治医の了解を得て、自然食品店の方に教わったとおり、ビワの葉を二十四日間も腹水のお腹にはり続けました。四日目の朝、祈るような気持ちで見たら、驚いたことにむくみが見られません。

そして、ビワの生葉はすっかり茶色に変わり、何ともいいようのない臭いがするので、ビニール袋に入れて捨てました。

病院の先生には主人のいのちはこれまで、といわれていましたし、お腹や足にむくみがきては、一週間はもたないでしょうと、誰からもいわれました。

しかし、東城先生は「いのちは天命でいただいたもの、いのちは天まかせ、最後まであきらめず真心を尽くすことだ」といわれましたので、負けてなるものかと意を強くし、ビワ葉温灸、コンニャク湿布、ショウガ湿布をし、むくみが出たらそばパスターと玄米スープを十倍にうすめて飲む、足の裏にまんじゅしゃげの湿布などを続けてまいりました。腹水はこれらでとれてゆきました。

食事も自然のものを心がけ、一日おきくらいに玄米にし、副食もご指導いただいたものを参考にしてまいりました。

しかし、再度入院になり、腹水と足のむくみがひきません。そして、前よりきびしい医者の言葉に泣き出しそうになりもしました。食事も嫌がるようになりました。一層腹水もひどくなり、とうとう四千ミリリットルの水を抜きましたが、十日もするとまたむくみ、再び抜くようなことになりました。

この時、東城先生の本にあった天南星を試すことにしました。漢方薬店でこの粉末を買ってきて、水でねって足の裏に一週間はり続けました。そうしたら、さっそく効果があり、腹水は徐々にとれていきました。

点滴、利尿剤などをほどこしても、尿量は千七百～二千五百ミリリットルでしたが、天南星をはってからはぐんぐんと多くなり、三千八百～四千三百ミリリットルと倍になったのです。むくみが足の先から減るのがわかりました。

主人は身の軽さに喜び、散髪などに行ってさっぱりしています。

このような日を迎えようとは夢にも思いませんでした。回診の先生は首をかしげていました。自然療法のおかげです。

＊　＊

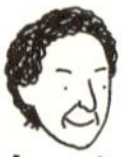

むくみがひどい時には、**玄米スープ**を十倍に薄めて温かいところを飲むと、大量の小水が出て楽になります。覚えておくと人助けにもなります。

足の裏にマンジュシャゲの根をすりおろしてはるのも、むくみとりになります。

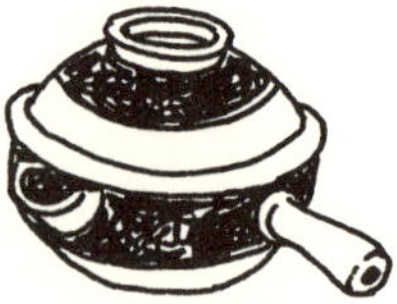

手術といわれた腎臓病がすっかり好転

（小吉なだ子　四十二歳）

腎臓病で長い間苦しみ、手術しかないと病院でいわれました。

週三回くらい血尿が出ます。それで下のほうから管を通して腎臓にクスリを入れる治療をしましたが、出血はひどくなるばかりでした。だから、病院には行きたくないと思っていましたが、主人が心配して行けといいますし、他になすすべがないので仕方なく行っていました。そして、とうとう手術ということになってしまいました。

その時、自然療法で治ることを知りました。電話による栄養相談でご指導いただきました。病院の食事のように、甘くて塩抜き、カリウムを気にするという内容とは全く違っていて、とまどいもありました。でも、手術するくらいならどんなことでもしようと思っていました（私の場合は塩分は必要で、むしろ砂糖をやめること。今までとは逆でした）。

ビワ葉コンニャク温湿布とショウガ湿布は一週間交替に、肝臓と腎臓も毎日朝晩しました。そして、血行を良くしてからビワ葉温灸を朝晩続けました。

また入浴は、足浴か腰湯で全浴は避けました。弱っている時は精力が水に出て弱るから良くないとのことでしたが、全浴は本当にだるく重く、体がむくんで良くありません。

食事は玄米に小豆を入れたり、黒豆を入れたご飯、炒りゴマをよくすって、たっぷりご飯にかけて、よく噛んで食べました。ときどき、ゆで小豆を薄い塩味で食べると、尿の出も良くなりました。ヤンノー（炒り小豆の粉で自然食品店にある）も小水をよく出してくれました。

お茶はビワ茶にスギナを入れて少し濃くしてチビチビ飲みました。尿の出の悪い時はスギナの腰湯をしたり、スギナの湿布をしたり、足の裏にカラシ湿布をはったりして助けられました。漢方薬も主人の勧めで飲みましたが、スギナやドクダミ、ビワ葉のほうが良かったように思います。

悩みの種だった血尿が止まりました（レンコンの節を粉にしたコーレンを飲む。これは自然食品店にある）。一時やせてまわりが心配しましたが、好転反応としていろいろなことがあると伺っていたので、安心して実施していました。重い時はスギナも濃く煎じて、ビワ葉とドクダミに混ぜて水分も少なくして飲むようにしました。これで尿も出るようになりました。また、重い時は妙法人蔘エッセンスをいただき、エゾウコギエキスの助けも借りました。その後は妙法人蔘茶や梅肉エキスになりました。夏は砂浴をし、四年梅干し、六年みそもいただきました。

こうしているうちに丈夫になり、家事ができるようになりました。

＊　＊

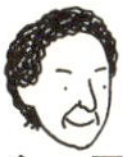

足浴や腰湯で汗が出るほどになると、尿の出方も良くなるし、汗で悪いものが出てくるので体の浄化をしてくれます。食養生と共に肝・腎・脾の手当ては特に大切です。治って症状は消えても油断せずに続けることを忘れないで下さい。

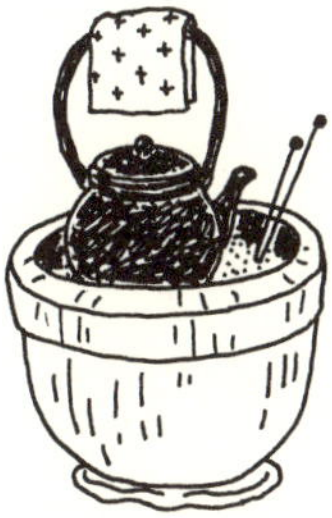

生まれつきの重症アトピー性皮膚炎が治った

（牧野由香　二十三歳）

私は赤ちゃんの時からのアトピー性皮膚炎で、あちこちの大学病院を回っても、ホルモン剤で症状を抑えるだけで治りません。かゆくて苦しくて、これを何とかしようとしてステロイド系の抗生物質を使うと、一時的には良いとしても、もっとひどくなってしまいました。そんな時、自然療法に巡り合いました。玄米食と自然の手当てが大切だと知って、これだ！　と思ってはじめたものの、逆にひどくなるとやめてしまったり、良くなってくると手当ても食べものもいい加減になるといった、そんな繰り返しでした。

「病気を治すんじゃないのよ。その根性を治す。しっかり手当てをして体で覚え、自然の声を聞くことよ」と東城先生にいわれて、今までのいい加減さにカツを入れられ、それからは気を抜かず、毎日足浴、肝臓、腎臓、脾臓の手当て、食養生と気を入れてしまいました。

今までにも顔や足が化膿してベトベトになり、つゆが出てバスタオルを何回も替えるようなことがありました。しかし、今度は今までになくひどく、顔中膿で腫れ上がり、朝など目も開けられないほどべったりふさがって、かさぶたをはがすのに時間がかかるほどでした。

親には病院へ行きなさいといわれ、少しでも軽くできるなら行こうかと、くじけかけると、「膿が出るようになったら本物よ」と励まされました。今までのステロイドの薬害も出るし、血液浄化されると毒素も出てくるので、これは良くなってきている証拠だと知りました。ただ、そう思い直すのですが、症状はますますひどくなるばかりでした。

熱が出て頭も痛く、膿とつゆが吹き出してバスタオルを何枚も替えるほどひどくなり、顔は二倍くらいにふくれ上がりましたが、ベトベトの炎症にスギナやビワ葉の煎じ汁をつけ、馬油《バーユ》をぬりました。しかし、これだけだと乾いてくるので、水分を与えるために、また煎じ汁をつけて湿布し、ガーゼをして包帯をし、その上からバスタオルで押さえました。

食事は玄米菜食にしました。肝臓、腎臓、脾臓の手当てを朝晩続け、頭痛にはビワの葉をはって、枕の下にも敷いて、体にもはって寝ていました。ビワの葉に触れたところが温かく、氷枕や抗生物質では味わったことのない不思議な感触でした。

そうこうしているうちに、下のほうから新しい皮膚がのぞき出し、細胞が戻ってきました。頑張ってくれた細胞に感謝でいっぱいになり、涙がポロポロ流れました。

東城先生が「自然はあったかいよ」とおっしゃるのはこのことかと思いました。

＊　＊

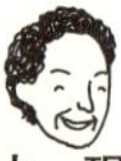

現代医学では、痛み苦しみを薬で止めますが、体質も細胞も変わっていないから、本質的には治らない。自然療法は体質を変えるから、毒素、老廃物など不必要なものを出してくれます。汚れていた血液が浄化され、弱った細胞に栄養が回っていくから、排出できないでいたものを出すだけの力が育ってきたのです。だから毒素が出てくるのは悪いことじゃない、大変ありがたいことなのです。ステロイドをたくさん使っていたので、これらの不要物を出すために動いてくれている肝臓、腎臓はご苦労さまと考えましょう。

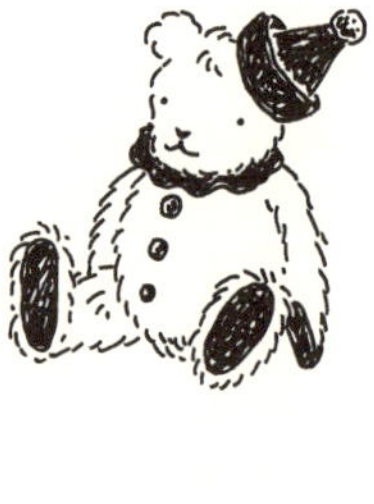

治らないC型肝炎　ひどいアトピーが好転

（土屋春美　四十六歳）

出産の時の輸血でC型肝炎となり、病院の指導通り、高タンパク、高カロリーを忠実に実行。しかし、日々体調はつらく身の置きどころがない、だるさで動けない。二十四年間の慢性肝炎から肝硬変に移行しかかった丁度その頃、インターフェロンが出だして、その投与がはじまった。

しかし数値は良くなったが、体は相変わらず苦しくだるく動けない。歩いて十五分のところもタクシーで通う状態でした。百万円もかけ、数値は良くなったけれど、一時やめたらまた悪くなる。ドクターは仕方ないから肝臓に管を通して胆汁を流そうという。

それでもう治らないんだと理解し、漢方に行きました。そこの先生が玄米と野菜食（動物性抜き）がいいといわれる。今までとは逆だが、どうせダメになるなら反対のほうをやろうと玄米食をはじめたら、いのちの向きが変わっていくのを実感しました。

しかし炊き方もわからずボロボロの玄米では嚙むことはしても、何ともおいしくなく挫折してしまった。

何とか食べられるものをと模索中に、知人が東城先生の『家庭でできる自然療法』の本を持ってきてくれ、これならやれるぞ!! そして「あなたと健康社」との御縁ができ、圧力鍋を購入しておいしく炊くこともできた。

コンニャク温湿布は動けなくてもできる。ビワの葉の肝臓、腎臓、脾臓の手当てを朝、昼、晩と一日三回やり出したら、あれほどだるく重く動けない体が徐々に楽になった。

少し動けるようになったので、料理もわからないし、勉強だということで横浜から一時間半かけて成城の料理教室に通いました。ここで玄米でも野菜でも、いのちなんだ。物として見てはいけないことを丁寧《ていねい》に教えて下さる。皮も根も捨てることもなく丸ごと全部使うので（このいのちをいただく）、くずはほとんど出ない。

しかも、それがおいしく変化するのには驚きました。体質を考え、季節感を大切にと教えられ、知らなかった世界がここにはある。とにかく実行しているうちに体調は好転していく。横浜から週一回通いきれるかなあと思っていたが、疲れない。

ビワの葉温灸も相談室で教えていただき、お腹、背中、足、肝臓、腎臓と、全身を朝、晩、してみてスーッと爽やかな風が入るように元気になる。これにもびっくりです。入浴は状態の悪い時は、足浴か腰湯にして全浴は避けました。

食べものの調理、材料の選び方。酸とアルカリの調和。片よらない陰と陽。陽だけでなく陰も大切。煮たものだけでなく生も入れる。「調和よ。自分の体質を知るのよ。いのちを見ることよ」との東城先生の講義、料理教室の先生方の心こもる温かい御指導、相談室の先生の支えで新しい人生が開けた思いで、心明るく希望の光がさしてきました。

梅干、漬けものも自分で漬けることができるようになり、野草、薬草にも助けられました。血液浄化と体を温めるために、ヨモギエキスやエゾウコギエキス、梅肉エキス等よく煮つめ、自然の力を濃縮したものにも、大変な時代に本当に助けられました。

三十一歳の息子も小さい時からアトピーでした。勤めの都合で会社の独身寮で生活して、食生活も好みまかせで乱れて、アトピーがひどくなった。顔も変形し、迎えに行く途中で久しぶりに会ってもわからないほど。手は腫れ四本の指がくっついて動かない。そんな姿になって一カ月の休暇をもらい、帰ってきました。

すぐに玄米菜食、動物性や砂糖抜き。コンニャク湿布一日三回。ビワの葉温灸。夏でしたから砂浴も三回して、一カ月で八割がた治りました。変形した顔も、ほぼまともになりました。

ひどい時は汁が出るし、ビワの葉温灸もできない。そんな時は塩温石《おんじゃく》（焼き塩を布袋に包む）でお腹を温める。梅肉エキス、ヨモギエキス、エゾウコギエキス、山の晩茶。足踏み板を踏んで血行を助ける等もする。私が癒された「自然の力」を伝えて、実行するだけでした。

息子自身も体験してみて驚き、これから自分で食事も手当てもやると、私と一緒に料理もして覚え、一生懸命努力もしました。寮を出てアパートを借りて八カ月後にはほぼ完治し、今は元気に生活しています。

あまりにひどくて自分でも苦しかったので、素直になり必死になった。

今までは、親はうるさい存在でしたが、文句もいっていられないドタン場が息子の人生に新しい光となりました。

＊　＊

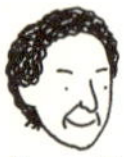

C型肝炎、B型肝炎などは、現代医学では一生治らないといわれます。しかし、そんなことはありません。私も鍼灸《ハリ》でB型肝炎ウィルスをもらい、そのウィルスがまだ体に居座っているそうですが、活動する力を失って、完治しているそうです。

この方も食事と手当てをしっかり勉強し、自分の生き方の間違いを自覚し、実行を続けました。病気を治そうではなく、今までの自分の人生の大洗濯で、食べ方、生き方、考え方を正し、自分の心の洗濯をして完治しました。

また、息子さんのアトピーも同じことで、血液の汚れが肝臓、腎臓の浄化力を失わせ、ホルモンや酵素も働かず、消化、吸収力もできない。それで詰まって苦しくて、毒が皮膚から外に出てきたのです。皮膚は内臓を包む風呂敷ですから、外に現れた汚れは内臓の汚れです。ですから、外からクスリを塗っただけでは治らないのです。

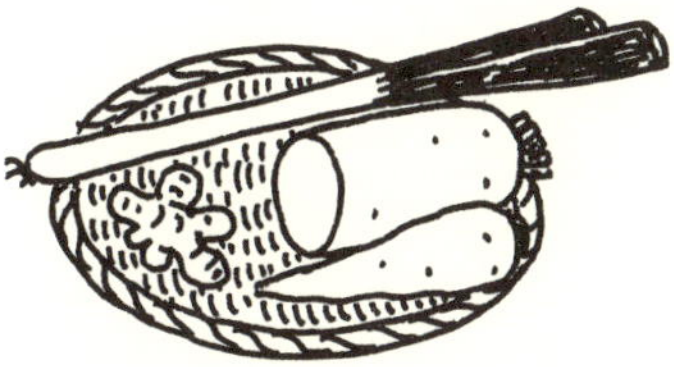

食を改善したらノイローゼ気味の長女に元気が戻った

（荒川矩子　四十二歳）

主人を急に亡くし、私は育ち盛りの女の子二人とともにとり残されてしまいました。

突然一家を支えて生きることになり、働き出しましたが、職場では人生の裏側を見せられ、今まで知らなかったことを急に知ることになって、苦しみました。私はイライラするようになり、つまらないことが気になって、子どもにあたるようになっていました。

そんな生活をしているうちに、大学に入ったばかりの長女の食がだんだん細くなり、食べものが喉を通らなくなりました。どんどんやせてしまい、学校にも行かなくなりました。もともとおとなしい性格の子で、あまりものをいいませんでしたが、いよいよ無口になり、無表情でじっとうつむいて、暗いところにいるようになりました。

病院に行くよう勧めても、「病院に行ったら精神科の病棟に入れられてしまう」とますます沈み、拒食症となり、点滴で生活するようになりました。

そんな時、東城先生の健康学園に参加する機会に巡り合いました。

先生から「お母さん、あなたが変わらないといけませんね。あなたの心が子をしめつけているんです」とさとされました。

自分の力で生きなければと突っ張って、イライラしていたことが、子どもの心に大きな歪みを与え、神経までしめつけてしまっていたのだと、二泊三日の研修を受けてみて痛いほどよくわかりました。

生活は心の如く表現するといわれて考えてみると、とんでもない生活をしていました。チョコレート、和菓子、アイスクリーム、ケーキなど甘いものが好きで、ジュースは夏など一日に何回も飲むありさまでした。また、いけないと思いながらも、便利さにかまけて加工食品に手を出していました。

ゴボウ、レンコン、黒豆、海草など、ほとんど食卓に出てきません。野菜といえば、レタス、トマト、キュウリが多く、白米に肉か魚を焼くような簡単な食事内容でした。これならまだ良いほうで、たいてい手のかからないインスタント食品ばかりでした。

甘いものが過ぎると神経が疲れやすく、体も疲労が早いといわれましたが、まさにその通りで、私は太ってもいますが、疲れやすいのです。こうした生活を子どもたちにもさせていました。気の小さいやさしい長女は、それをまともに受けていたのです。

間違いに気づいた私は、まず自分が玄米を圧力鍋で炊いて食べはじめました。ゴマをすってたくさんかけて食べました。甘いものも間食も、コーヒー、ジュースもやめ、お茶はビワ茶または決明子、ゲンノショウコ、ドクダミなどを煎じた薬草茶を飲むようにしました。

四年梅干、六年みそなどと、自然のものへと心を向けて実行していくうちに便秘が治り、ブクブク太りの体がしまって、体が軽くなってきました。

そうなると気持ちも明るくなり、職場での問題も楽な姿勢で見られるゆとりも出てきました。

娘には玄米スープからはじめました。ショウガ湿布、コンニャク湿布、ビワ葉温灸をして、入浴は全浴を避けさせ、足浴から腰湯にして血行を良くすることを実行しました。そのうち娘は徐々に、玄米にゴマをかけて食べるようになっていきました。

暗いところに閉じこもっていた子が明るさをとり戻し、笑ったりものをいうようになりました。一時は骨と皮だけになったようにやせてしまいましたが、今はむしろ標準より少しオーバーながら元気になり、再び大学へも通いはじめました。

「生活は心の如く表現する」。まさしく我が家はそうでした。

＊　＊

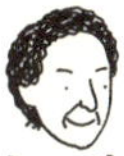

生活に追われ、お母さんが子どもから離れてしまい、自分を見失っていた。それがわからず、相手を変えようとする。自分が見えていないとイライラして安らぎがなくなり、押しつけがはじまる。食事は手抜きで、お腹がいっぱいになればいいと、市販の加工食品で間に合わせる。そんな生活のひずみが病となって出てきて、「それは違うんだよ」と天からのお手紙でした。心が定まるとドシッと力が入り、生活に追われることもない。ゆとりが生まれる。病に学び、子に学び、母が元気に復活したら、子も元気に蘇りました。

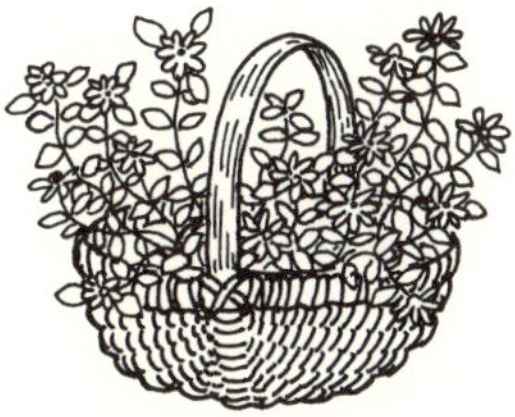

食養と手当てで膠原《こうげん》病を克服

（横田絹子　七十七歳）

健脚の私が、いつも歩いて十五分の駅までの道で、立ち往生してしまいました。おかしいと思っているうちに、両方の鼠蹊《そけい》部（もものつけねの内側）がこわばって痛み、歩けないし、寝返りも打てなくなりました。寝汗を首や頭にかくようになり、おかしいと思って熱を計ると三十八度五分。病院に行ったらすぐ入院。膠原《こうげん》病らしいという診断でした。

膠原病の特徴で、左右同じところが痛いのです。肩の前後と両方の鼠蹊部でした。朝は熱が高く、夜寝る頃は平熱に戻ります。足がこわばって組めませんし、頭の毛が抜けて薄くなったことなどで、断定はされませんでしたが、膠原病の治療をすることになりました。まず、痛みをとるためにプレドニン（ステロイド系のホルモン剤）を三錠飲みました。すると、まるでうそのように翌日はケロリとしてしまいました。しかし、血沈は百に落ち、肝機能は二百九十八と、健康人の七倍の数値まで高くなっていました。

食事は病院の中では思うようにできないので、毎日「黒炒り玄米っこ」をお茶がわりに飲み、すりゴマのふりかけをたっぷりご飯にかけて食べました。動物性の食べものや甘いものをやめ、体に良さそうなものを食べるなどして退院の日を待ちました。

一週間して退院してからは、以前、結核を玄米食で治した経験を思い出して、自然療法をはじめました。

かかりつけの主治医にプレドニンを減らしたいと話したら、「急にではなく、一錠の半分ずつ様子を見ながら」といわれ、一カ月半で二錠半にして二、三日様子を見ながら進めました。

食事は玄米を主力に、朝は自然発酵の全粒粉の黒パンにゴマペーストと「黒炒り玄米っこ」のお茶に野菜、海草少々です。昼は日本そばにゴマだれ、あるいはトロロそば、きつねそばなどと、海草と根菜と青菜、夜は玄米、ひじきや野菜の煮物を少し、時には玄米食を二食にしたりして、体調に合わせて考えました。

十カ月ほど経ったら、人の七倍もあった肝臓の数値が消え、百だった血沈も十と安定。一年で十以下になり、正常に戻りました。その間にプレドニンは二錠、一錠半、一錠、半錠と様子を見ながら減らしていきました。二年かかってプレドニンは半錠に安定しています。低気圧が来ると痛むので、完全にやめるわけにはいきませんが、それでもここまでやってきました。

その間、毎日、朝食がすんで一時間ほどしてから、ショウガ湯でお腹から腰を温湿布して、肝臓、腎臓を温めてから、ビワ葉温灸をします。背中からお腹、腰、そして痛むところを湿布すると二時間くらいかかりましたが、病院で待つ時間を思ったら楽なものです。痛くて辛い時、いろいろな療法をしましたが、ショウガ湿布とビワ葉温灸が一番良かったと思っています。

今は普通に仕事をしています。発病して二年でほとんど良しといった感じです。栄養のバランスが良い食生活が役立って、自然に調和する食べ方の何たるかもわかり、体調に合わせて食べることも知っているので、心配なくできています。

まわりが何といっても安心してやっていられます。座ったり立ったりだけでなく、正座も平気になりました。

膠原病は難病のひとつで、一時抑えのクスリでは治すことはできません。病は生き方の黄信号で、ありがたいと思っています。この信号をただ素通りしてはもったいない、この病気で苦しむ人の役に立ちたいと思っていますから、落ち込むこともなく、多くの励ましをいただきながら元気にやらせていただいています。

＊　＊

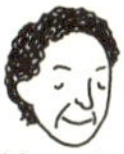

三十代で肺結核になり喀血しましたが、玄米菜食のおかげで三カ月で腔洞が消えた体験がおありの方です。

ところが、レストランをはじめて食生活が変わり、七十歳で膠原《こうげん》病になりました。そこでまた当時を思い出し、病を明るく受け止め、この体験を病む人の参考にしたいと、むしろ目標をもって張りきってメモをし、体調を詳細に記録しました。それがまた勉強になり、神経も楽になり、元気になったのでした。

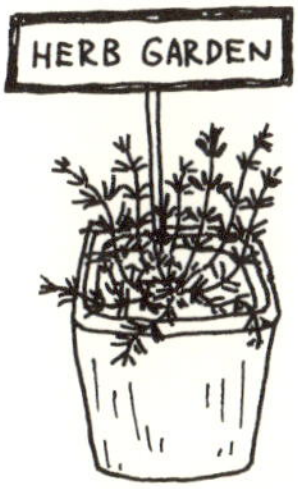

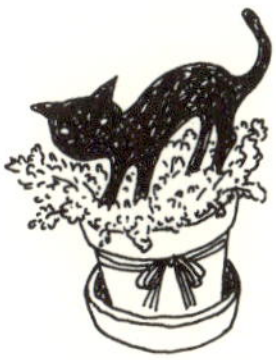

リウマチが完治して健康になった

（田島朋子　五十二歳）

急に手足が腫れてプクプクになり、痛み出したので驚いて病院に行ったら、リウマチと診断され、一生治らないといわれました。

その後、二年間毎日注射をしに通いましたが、だんだん歩けなくなり、トイレに行くにも杖をついて、足を引きずって行くようになりました。

そんな時、東城先生の本を友人からもらいました。夢中で読んで、玄米で治そうと起き上がりました。

しかし、手は曲がって動きません。鍋を持つこともできませんでしたが、抱え込むようにしてやりました。野菜を切るにも上から押さえ込むようにして切りました。はじめは玄米の炊き方もわからず、圧力鍋でしても、おいしくできませんでした。

そのうちに通信相談でご指導をいただくようになり、本格的に突っ込んだ食養生をはじめました。玄米にすりゴマをかけ、海草、根の野菜、葉の野菜と野草、薬草を大事にいただきました。玄米菜食をはじめ、薬草はゲンノショウコ、ドクダミ、スギナ、決明子など、八種類くらい入れて煎じて飲んでいました。

途中の一時期、一晩で三十五、六回もトイレに行きました。寝たと思うとすぐトイレで、一晩中トイレ通いをしました。朝はグタッとなって起きられません。好転反応があると本にも書いてあったので、これは良くなる前ぶれの反応だなと思いました。

何しろ体に鉛でも入れているように重くて、寝返りもできない。娘夫婦が心配して来てくれて、重湯や薬草茶を作ってくれてもムカムカして食べられません。飲むこともできず、夏の暑い日でも汗ひとつ出ません。一週間飲まず食わずで脱水症状にならないかと心配するほどでした。

主人も心配して病院だといいましたが、「あと一週間待って下さい。それでダメなら行きましょう」といっていたら、八日目の朝から起きられ、壁にすがったりして歩けました。玄米重湯を少しずつ飲めるようになり、白湯から薬草茶も飲めるようになり、だんだん重湯も薬草茶も濃いものにしていき、三週間で前のように、玄米の普通食に戻りました。コンニャク温湿布、ビワ葉温灸は毎日欠かさず実行しました。

それ以来、風邪ひとつひきません。リウマチも完全に治りました。

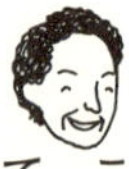この方は、このすばらしい「自然の力」をお伝えしたいと考え、お料理教室や手当て法などの勉強会を通して、皆さんにお伝えしてこられました。病気からたくさんの縁ができて数多くの友達ができ、楽しい人生になって本当に感謝しています、とおっしゃっています。

＊　＊

リウマチは治りにくい病気です。ここでは手当て法のことはおっしゃっていませんが、コンニャク温湿布、ショウガ湿布、ビワ葉温灸などを根気よく続けました。

中でも卓効あったのはスギナの温湿布です。生ならそのまま布袋に２００グラムぐらい入れて二十分ぐらい蒸し器で蒸します。これをバスタオルなどに包み、お腹と腰（肝・腎）を温めます。一時間ぐらい温かいので、痛みとりには抜群です。お茶にして飲むと小水がよく出て、不要物の排出を助けます。

干したものなら水に十分ほどひたして水を含ませてから同様に蒸し、温湿布します。

自然のリズムをとり入れたらメニエル氏病が治った

（内村由加　五十六歳）

生来の怠け者で、こまめに動くことをあまりしなかった私が、三十歳を過ぎ、大切な時代に入る時に体調をくずし、病気の中でたくさんの教えを得ました。「今後の人生を考えよ」との自然の声を感じとり、深く反省するチャンスをいただきました。

メニエル氏病にかかって以来、この病気を治してくださる優秀な医者を探し続け、検査と投薬をこれでもかこれでもかと試みる私でした。東京のあらゆる大学病院の診察券を見て「あなたはまるで診察券マニアのようね」と母にいわれるほどでした。

十年来そんなことで、若いのに病気通院に費やす時間の何と多かったことか……。病気がひどい時は一週間以上も続く回転性のめまいで、食べられずに体はフラフラ、起きても頭位眩暈《げんうん》症とかで、立ったり座ったりが思うようにいかず、耳鳴りがひどくなり、両耳とも難聴になり、自分の体のおもりをするだけで精一杯でした。

そんな時、東城先生とのご縁を作ってくれた友人に「腎臓、肝臓にコンニャク湿布をしてみたら？ 腎臓系が弱いんじゃない？」といわれました。医者から腎臓が悪いといわれたことはないのですが、父が四十一歳の時に腎不全で亡くなっているので、心の底でうなずくものがありました。

父に似ている私が、父のような食生活を続け、考え方や行動を同じようにしたなら、恐らく腎臓系が私の体の大弱点であろうと思ったのです。自然食も手当ても何も知りませんでしたが、いろいろな健康法を試していたので、自然療法にはとても感動しました。

玄米を主にした自然の食事法とコンニャクで肝臓、腎臓を温める手当て法、スギナ温湿布、ビワの葉の温灸をはじめました。一日の中で必ず何かをします。すると、体も本当に楽になります。

でも、少し手を抜くと、また逆戻りします。不調のピークになった時は、入院することになった時もありました。行き詰まってあけぼの寮に入寮したり、健康学園にも参加させていただきました。

なぜ、入院の必要ありといわれたお医者さんがして下さる治療を何日続けても、回復の兆しがなかったのか？

それなのに、重い体を引きずるようにして入ったあけぼの寮で、五日間のうちにクスリはいっさい飲むこともなく、他の人々と生活をともにしながらなぜ、あれほどすっきりした体になれたのか？

なぜ、健康学園での人の体験談は心を打ち、自分が生きてきた道までも、必死に見つめる気持ちにさせられるのか？

素朴な疑問を禅問答のように、私は私に問うてみたのです。考えているうちに、怠け者の私は少し調子が良いと、「大丈夫ダァー！」とばかりに手を抜き、不摂生をしていたことがわかりました。家事も手抜き心抜き、料理も手抜きと、すべてにおいて楽をしたがるのです。そのために、ますます不調になって、まわりの人に不快感を与えていました。

あけぼの寮では六時起床、六時半からお掃除、朝食の仕度、八時からゆっくり朝食をとり、九〜五時までいろいろと勉強し、夕食準備。夕食の話し合い。その後寮長さんは、翌日のだしのためにかつお節けずりやパン種の準備などして、今日も一日ありがとうございましたといって休まれます（注・今は寮長が年をとり閉鎖しました）。

私もリズムを整え、美しく生きていきたいと思えるようになったら、生活も変わり、体調も健康に向かってくれました。これが自然に生きることなんだ。心が整う時、体も自然のリズムをとり入れるものだなと、学び、元気にさせていただきました。

＊　＊

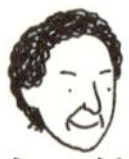

健康になりたい!!　といくら願っても、健康になるための実践がなかったら実現しない。それはわかっていますといいながら努力を惜しみ、楽して早く元気になりたいわがままな思いがムクムクともち上がってくる。あの療法、この療法とさまよい歩いた末に辿りついたのが「自然療法」でした。でも実行となると面倒だ。少し良くなると手抜きをする、やめてしまう。またダメになってはじめる。そんな繰り返しです。一段一段、一歩一歩の努力の積み上げも、一歩進んで二歩下がることもあった。そしてやっとわかりかけてきたところです。元気になったといっても、まだまだ手抜きしたら戻るので、努力を続けることを忘れないで下さい。

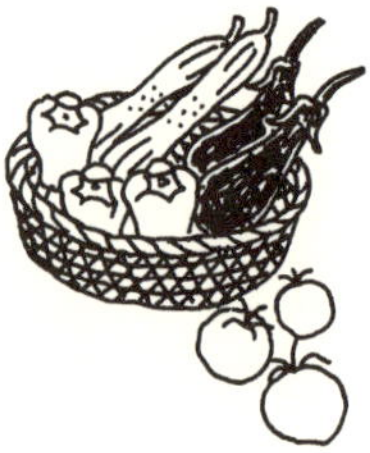

入退院を繰り返していた子どもの喘息が完治

（岡　孝子　三十歳）


五歳の長男の喘息で母子ともに苦しみました。

お米は胚芽米にして、自然食をやっているつもりでいました。ただ、街に流れる健康法をかじって、ビタミンCが良いと聞けばそれ、次はプロテイン、奇跡の○○療法、驚異の○○健康法、と次々に追いかけていました。

頭だけでこうしなくては、これを食べるとダメ、これをしたら悪くなると、イライラして子どもを叱っていました。

そして、呼吸困難になると、どうしようもなくなって入院。吸入と薬で落ち着いてきて退院すると、また入院。入退院の繰り返しでした。

そんな時、健康学園に参加したのです。きびしさの中にユーモアと温かさのある東城先生のお話の中で、今まで何とかして治してやりたいと張り詰めてカチカチになっていた私の心が、フワーッと自然の懐に抱かれたような安心感で、自然におまかせ、大丈夫だという気持ちに変わっていきました。

細胞は気持ちに乗って動くから、悲しい、辛い、イライラ、喜びをそのまま表現すること。大自然が神経を動かすこと。それにこちらがブレーキをかけたら、神経は動けないで詰まること。それで細胞も詰まること。いくら頭で考えても心が入っていなくてはダメだということ。いいものを食べても、神経も細胞も詰まっていては入らないこと。頭のカチカチはダメなことなど、生命の誕生を通して伝わってきた話の内容に、頭をガーンと打たれた思いで涙がとめどなく流れました。

自分勝手な考えを押しつけて子どもの心を詰まらせていたのは私自身でした。それが喘息だったのです。

肝臓、腎臓という浄化槽が詰まって働いていないので、まず、肝臓、腎臓をショウガやコンニャクで湿布しました。熱がある時は豆腐パスター、炎症（よく喉を腫らす）の痛みには芋パスター、ビワ葉温灸をしました。スギナ療法なども効果的でした。これらの中にある自然の力を大事にして外側からの手当てをしました。

私はこの自然の力を学び、努力して実行するだけです。あとは自然が働いて助けてくれます。ところが、これまでの私はまるで逆で、いのちを粗末にしてきました。すまなかったという思いでいっぱいでしたが、実行すればいいと思いはじめたのです。

半つき米からはじめ、玄米をおいしく炊く勉強をし、玄米にはよく炒ってすりつぶしたゴマをたっぷりとかけます。根菜類、海草類を忘れずに献立に入れるようにしました。

せき込む時は、レンコンのおろし汁を飲ませます。梅干湿布を胸と背中にはりました。ショウガ湿布、またはコンニャク湿布、ビワ葉温灸もしました。

幸い主人は玄米食が好きなので協力も早く、飲みものもスギナ茶、ビワ茶にして、甘いものは良くないと体が教えてくれるので、子どもも食べなくなりました。

三度ほど好転反応で苦しい時がありましたが、「大丈夫よ」と私がいうと、子どもも安心しています。これまでオロオロしていたのが、親も子も一本筋が通りました。山があっても乗りこえられるようになり、その山もだんだん軽くこえられるようになり、入院しなくても良くなりました。

これまで幼稚園も年間の半分近くは欠席でした。それが欠席日数が少なくなり、一日も休まず金ピカのごほうびシールをもらった月もありました。

本人も元気になって嬉しくて、何でも積極的になってきました。同時に男の子らしいやんちゃも出てきました。これまで、夜中に何度も病院に吸入にかけ込んだことなど、うそのようです。

＊　＊

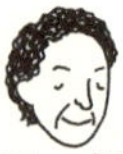

親の心は子にうつるので、親が明るくやさしくなれば、子も明るく楽になります。子の病の根は親にあると、このお母さんは子の病から教えられました。病気は不幸ではない。幸せを育ててくれる福の神。これからもこのことを忘れないで子育てをなさいますように、育ちゆく子よ、すこやかにと祈ります。

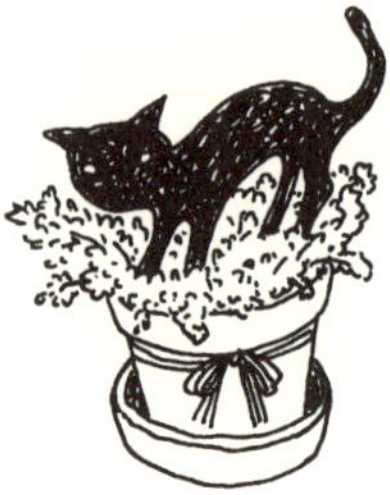

食物の力を知ったら多発性硬化症が治った

（遠山道子　五十二歳）

多発性硬化症という病気は、脳神経をおおっているさやが、ところどころこわれてしまう病気だということですが、私はこの病気で苦しみました。難病中の難病で、現代医学でも原因がわからず、治せない病気だといいます。

脳が声を出してしゃべれといっていても、しゃべれません。歩こうとしても真っ直ぐに歩けずにヨロヨロします。視神経も右と左の焦点が合いません。ある大学病院で脳の手術をし、放射線治療をしましたが、やはり安定はなく、逆に頭痛で苦しみました。

病気以前の私は人生に行き詰まり、心の安定を欠き、それが何なのかわからず家を出て、人にも会わずに本ばかり読んでいました。食べるものも作らず、できあいの加工食品で間に合わせていました。

そんな時、ビワ葉温灸の本との出合いとともに東城先生の本に巡り合いました。そして、食べものの大切さを知り、驚いてしまいました。相談室に行ってご指導いただき、心と生活の大事さ、食べもの、ビワ葉温灸、コンニャク療法をはじめ、いろいろ手当て法を学び実践しました。食事は玄米菜食にしました。

頭がガンガンしてフラフラした時は、里芋パスターを作って湿布すると痛みがとれます。脳を手術しているので、ことに手術の跡が痛みます。それでも里芋パスターでずいぶん楽になり、一年くらいビワ葉温灸と併用して毎日続けました。するとフラフラがとれて、歩くのが楽になりました。

毎月の月例会にも欠かさず出席し、いろいろ質問しました。その度に先生は「食べものは心が変わらないと、本当に体につながらないのよ。ものじゃない、心が根よ」と、いわれました。私はその根っこがわからなくて苦しんできたので、その根っこがほしいと思いました。

それで、ある一人住まいの方を紹介していただき、縁あってその方のお宅に移り住み、生活を通して食べものの大切さ、祈りの大切さを教えていただきました。祈りとはただ手を合わせて祈ることではなく、生活そのものが祈りであり、人間関係における思いやりが祈りであり、愛なのだと知りました。

毎日玄米をいただき、手当てをしていると、心が定まるとともに足も地につくようになりました。働くことも自立することもできなかった私が、外に働きに出られるようになり、自立の道を歩きはじめました。

毎日の炊事、掃除、洗濯も、喜んで心楽しくできるようになりました。こうした当たり前の生活の中にある心遣いの重みを知り、玄米や野菜、ビワ葉温灸、里芋パスターなどに助けられていったのです。食べものや手当てをしながら、これらの中にあるいのちに無限の力を感じ、涙を流すようになりました。そして、いつの間にか病は癒されていました。

今まで、こうした自然の見えない力に支えられ、生かされてきたのに、自分で生きてきたと思っていた傲慢さに恥じ入りました。

こんな私ですが、四十歳の時に思いがけず結婚という縁をいただき、心やさしい主人とともに生活することになりました。そして四十二歳の一月、元気な男の子を出産しました。本当に夢のようなこの恵みに感謝するばかりです。

病気を通して歩かされた一つひとつの道は貴重でした。これが自然の恵みであり、愛というものなのですね。病気のおかげでいろいろな人生の師に恵まれ、疲れ果てた神経も安らぎ、見事に癒されました。

＊　＊

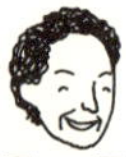この方は縁あって、一人暮らしで共に生活を学ぼうという方のところで、玄米食と日々の祈りを大切に生きることを教えられました。そして、今まで生き方も考え方も全く間違っていたと深く自覚しました。自立もできず親に頼っていたけれど、それじゃダメだとわかって働くことをめざし、近所にアルバイトを探して働いて、生活費は自分で稼ぐ努力をしました。そして気持ちも生活も定まり落ち着いたら、病気はいつの間にか治り、四十歳で結婚し、男の子の母となり、元気に幸せな日々を送っています。

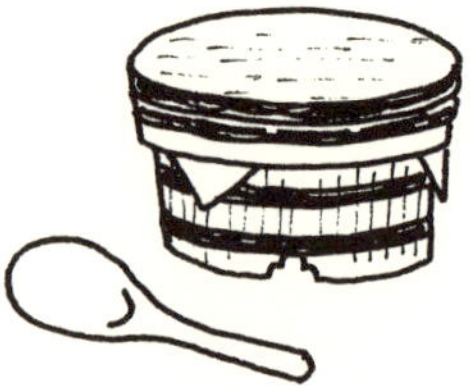

手術を覚悟した夫の前立腺肥大が治った

（船木春枝　五十三歳）

私の主人が急に出張先で尿が出なくて激痛で苦しみ、急性膀胱炎といわれ、導尿して帰ってきました。

病院で検査した結果、前立腺肥大ですぐに入院して手術といわれましたが、すぐ入院というわけにもいかず、「仕事の都合をつけるために一カ月時間を下さい」といって延ばしていただきました。

その間にスギナを煎じて飲めば良いと思って主人に出したら「そげんもん効くか」と怒るので、「私は痛くも苦しくもないから、嫌なら飲まんでいいですよ」といったら、よほど苦しかったのか、「飲むよ、いいようにしてくれ」といって飲み出しました。

それとともに、ビワエキス（ビワ葉の焼酎漬）を薄めてガーゼにひたして前立腺に湿布してあげました。すると尿が出だして楽になりましたので、主人は「もう入院せんでもいい」といい出しました。

でも、せっかく仕事の手順もつけたのだから、休養もかねて入院しました。炎症は半分に消えていて、手術をしなくてもいいといわれ、少しの入院で帰ってきました。

それ以来、スギナを煎じたものを朝一番に必ず飲みます。三年くらいは出張先にもパックに入れて持たせ、お湯をもらってお茶にして飲んでもらいました。

「玄米なんか食えるか」といっていたのに、だんだん玄米菜食をするようになり、しばらく玄米食でした。

最近は胚芽米にアワ、キビなどを入れ、すったゴマをたっぷりかけて食べるようになり、玄米はときどきになりました。

根菜類、海草、緑の濃い野菜を主にして、魚は骨ごと食べられるようにしています。例えば、硬い骨は油で揚げて、骨せんべいにして食べています。

再び検査を受けると、中性脂肪もなく、血圧も正常、肝臓も良いといわれ、不思議がられました。今は元気に働いています。

主人はヘビースモーカーでタバコをやめられないので、食事に気をつけることと、疲れたらコンニャク湿布やビワ葉温灸などで助けられています。

自然療法を通し、自然の力のすばらしさを知り、こんなに楽しく幸せな人生に恵まれ、ただただありがたく感謝の日々です。

＊　＊

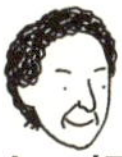

相手を変えようとすれば、相手は反発して逆効果になる。だいたい問題の根は相手を思いやることを忘れ、自分の思いで「こうなってほしい。ああなってほしい」と要求することだ。そうじゃないんだと気がついて自分を育てることだ。それは相手が（この場合は夫）喜ぶことをさせていただくことだと気がついた。すると自分が楽になり、気持ちにゆとりが出てきた。そうしたら御主人も玄米を食べる人になっていた。病気を逆に学ぶとはこういうことだと知ったら人生も変わった。ヘビースモーカーでもいい。今できることをして、あとは天まかせ。そのうちタバコもよくないと体が教えることでしょう。何があってもいい、それで自分を磨くことだとの気づきが幸せを呼んだ。

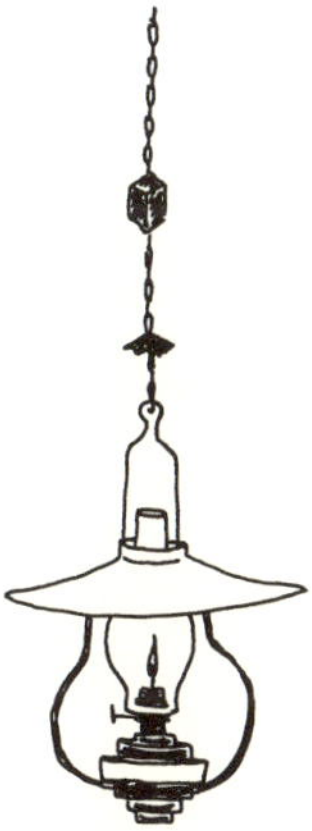

末期の前立腺ガンが全治

（松井尚美　五十八歳）

平成十年九月、夫が前立腺ガンで、しかも末期ガンで胃への転移もあるとわかりました。骨盤を中心に背骨上部は鎖骨まで転移していました。

それと血液検査での腫瘍マーカーが九六〇〇もありました。正常だと一ケタの四以下というので、主治医もはじめてという異常な数値でした。そのうち車椅子になり、いのちも限られ、手術もできない、手のつけようなしというものでした。

夫はそれなら自宅で食事療法をしたいから、通院で治療していいか医師に相談したところ、理解していただきました。私はショックで茫然となりましたが、夫と娘は食事を変えてやっていけば良くなるし助かると熱意を燃やし、頑張るというのです。

私は大変な病気なのに、食事くらいで良くならないよなどと考えていました。夫と娘はまず主食のご飯からだという。白米から五分づき米に変え、雑穀のアワ、ヒエ、キビ等、毎日少しずつ混ぜて炊き、夫の様子を見ていると、結構おいしそうに食べています。それで早い時期に玄米にすることができました。

豆類も黒豆、小豆、大豆やハト麦など、いろいろとり入れ、玄米に混ぜて炊きます。

副食は無農薬の旬の野菜、海草類、小魚少々、ゴマ等。それに調味料は自然醸造のみそ、しょうゆ、酢、塩と、すべて自然のものに切り替えました。これまで我が家の台所にあった調味料は、娘がいつの間にか処分していました。食事と共にビワ葉温灸を毎日朝晩続けること、お腹から肝臓、腎臓、背骨を中心にしました。ビワの種の粉を一日朝晩小スプーン一杯食べることと、梅肉エキスを飲むこと。

このようなことに気をつけて食事を作るようになったら、治療の効果も上がり、とんでもなく高い腫瘍マーカーがどんどん下がり、一カ月で八〇〇になり、約一年で正常値に入りました。その後も順調に下がり続けて、現在は〇・〇二を保っています。

それまでの食事は白米で動物性も多く、乳製品、甘いもの大好き、仕事上、出張が多く、外食も多かった。

主食を多くして副食を減らすと、食事を変えただけでもこんなに変わるんだということを実感しました。

また治療をはじめると同時に、腰から足にかけて、かなり辛い痛みが出ました。この時娘は、痛むところに生のビワ葉を当て、上からゆでコンニャクで温める湿布をしました。とにかく気持ちいい。痛みも楽になるといいます。それからすっかりビワ葉コンニャク湿布が好きになり、休まず続けました。

二カ月くらい過ぎた頃からあんなに痛がった足や腰がずいぶん楽になり、それまではトイレに行くのも大変だったのが、普通に歩いて行けるようになりました。

あの辛かった頃からみると信じられませんでした。

食べものの命、コンニャク、ビワ葉の自然の持つ、やさしいすばらしい力をいただいて夫は助けられ、生かされていることが実感できました。見えない自然の力に生かされていることに感動しました。

実は娘が先に東城先生の勉強会にご縁をいただき、後に私が娘に教えられる有様でした。そんな私ですから夫が気をしっかり持っているのに、私は負けてしまい、体調をくずしました。

心配しすぎて浄化槽の肝臓、腎臓も硬くなって動けなくなってしまったのです。しかし、食べものとコンニャク湿布の手当てで良くなり、自然の力がたまっていた毒素を外に出してくれたのだと知りました。

このことから、夫が病気になったのも、自分に学びの時を与えていただいたのだと思えるようになり、気持ちも楽になって、お腹の底からやる気が湧いてきました。心と体はひとつなんだと、本当に実感させていただきました。

二年後には夫は真っ黒な骨だったのが白く正常になり、何回検査しても、どこから見てもガンはなく、完治したといわれました。それから、もう六年になります。

私は病人の夫の気迫に引きずられる有様でしたが、夫はこれで治ると、何か確信していて、食べものも今までとはまるで違っても抵抗もなく、おいしいと素直に食べ、喜んでいました。それで目も澄んで、どんどん元気になります。

お茶もビワ茶、スギナ茶、ヨモギ茶に変え、悪いものを流してくれるものにしました。するとニカ月後には楽に歩けるようになりました。

ビワ葉やビワ種にはアミグダリンという成分があり、これはガン細胞を新しい細胞に変えるという。ビワの葉をはじめ玄米食、自然の手当てで本当に助け出され、自然の力の見事さに感動し、感謝しています。

＊　＊

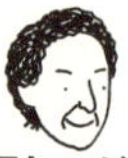
ガンが治ってもガン体質はまだありますから、転移しないためにも安心せず、気を引きしめて御精進下さい。

病巣は一応とれてもガンになりたい細胞の伏兵が、またチャンスがあったらとび出そうと待機しています。この細胞が新生して健康細胞になるのに七年かかるといわれています。油断して失敗している方もいます。七年と区切らず一生の問題として、自分をしつけてゆきましょう。十年たって気もゆるみ、もとの生活に戻ったら再発した例もあります。この機会に魂磨きをして人生も新生していきましょう。

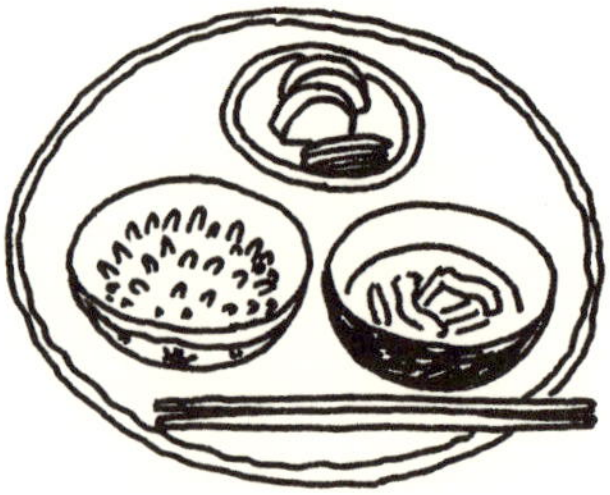

自我が消えたらてんかんも完治していた

（樋口智津枝　四十六歳）

私は高校に入学して間もなく、てんかんの発作を起こすようになりました。私も親もびっくりして医者に行き、クスリをもらいました。よく効くのですが副作用も強いので、漢方薬を飲むようになりました。でも、目ざましい効果は得られないので、いくらか弱い薬と漢方薬を併用するようになりました。

短大を卒業、就職して働くようになったある日、会社で大発作が起きて退職させられました。自分は世の中で使い者にならない、という絶望感から、親に反発するようになり、発作はひんぱんに起こり、家の中は荒れて最悪の状態でした。

その頃、母が『あなたと健康』誌を読むようになり、自然食をはじめました。私も料理教室に通い、何とか健康になりたいと学び出しました。でも、家では病気のことや些細なことで喧嘩になって、先生方に相談することもしばしばでした。

見かねた東城先生が、「家を離れて他の人の中で生活すれば、あなたの強い自我も消えるでしょう」といわれ、ある方を紹介していただきました。

わがままで、朝も満足に起きられない私でしたが、六時には起きて心を定め、生かされたいのちに感謝し、生きることは祈りからはじまることを生活の中から学びました。食べものも、いのちを大切にして手作りし、玄米をありがたくいただきます。料理教室で学んでいましたが、実際の毎日の生活になるとウロウロすることばかりでした。

辛いこともありましたが、ここを逃れていっても、どこも受け入れてくれません。また、もとの次元に引き戻されてしまいます。藁《わら》をもつかむ思いで頑張りました。

でも、玄米食を通して自然の恵みのありがたさが、手当てのコンニャク湿布、ビワ葉湿布、ビワ葉温灸を通して働く自然の思いやりが、少しずつ日が経つにつれてわかるようになり、生かされているいのちの尊さ、心の大切さを知ることになりました。

それまで、救いを求めていろいろな団体に行きましたが、心の安らぎを得られずに空しい思いをし、なかなか目覚めることができなかった私も、鍛えられるうちに心が開き、楽になっていったのです。クスリを最低量に抑えても発作が起きなくなり、その後、クスリを全く飲まないで数年になりますが、もう病気は完全に治っていました。

一生独身で暗い人生を送ってしかるべき者でしたが、結婚させていただき、今は三人の子にも恵まれ感謝の日々を送っています。

＊　＊

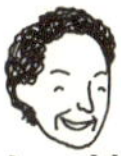

神経が圧迫され、詰まってけいれんを起こす。出てきた症状には根があって、枝となって現れてきた。なぜ詰まったのか。それを追いかけました。それは自分の中にある。何かのせいにして逃げて歩いても同じことの繰り返しです。
自分の生活、生き方、考え方を正すことしかない。何もせず、勉強を大事にして家事手伝いもしないから、料理もできない。その空白をうめながら温かい人のぬくもりで満たされていきました。今は完全にクスリもいらなくなり完治しましたと、御主人と三人のお子さんと一緒に御元気な姿を見せて下さいました。

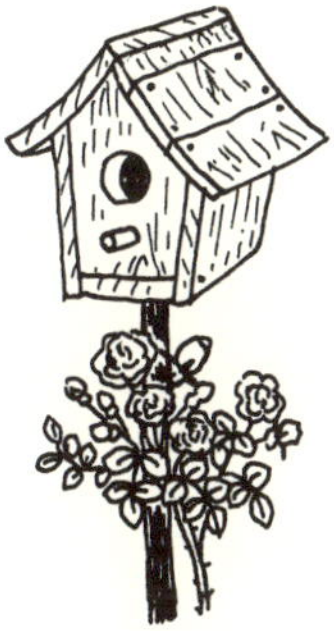

失明しかけた視力も、衰弱した体も見事に回復

（伊藤京子　三十歳）

洋裁で夜遅くまで目を使い、寝不足と不規則な食事をしていたら、急に目に太い筋が出てきました。だんだん炎症がひどくなり、病院に行ったら、ブドウ膜炎ということでした。辞典によると、この病気は怖い病気だということで驚きました。

そのうちに目がかすむようになり、ほとんど見えなくなりました。すぐ入院になりましたが、快方に向かうこともなく目の前は真っ暗でした。

その時、一日一食、マラソン十キロによって引き出した自然治癒力で、すべての病気を治すA先生のことを思い出し、大学病院を出て、そこに入院し直しました。

玄米食にみそ汁、大豆製品と野草と海草など、ごく単純な食事を一日一回よく嚙んで食べ、十キロ走りました。二カ月くらいして少しずつ見えるようになってきました。退院の時は、視力は〇・九まで回復していました。

退院したものの、完全に治したいと思い、再入院しました。ところが、今度は脱力感か

ら力が入りません。走るどころか、階段を上がるのもしんどくてだるいのです。それで、二回目は一週間で退院しました。

その頃は気力もなく、起き上がることもなかなかできない状態でした。タクシーに乗ってちょっとしたショックで頭が後ろにそると、それを戻すことができないほど、体力が落ちていました。

A先生に伺うと、食べたい、食べたいと思うから気力が出ないのだといわれました。この時は、胃とおなかの皮がくっついているのではないかと思うくらいにひどくやせ、歩くのもやっとという状態だったのです。空気も充分に入らず息苦しい状態で、声もか細くしか出てくれませんでした。

そんな時、二回目の入院で同室だった方から『あなたと健康』誌を教えられ、健康料理教室に入れていただき、学ぶことになりました。

A先生は油がいけないといって使わない食事だっただけに、この料理教室で油を使うことが、まず気になりました。

ところが講師の先生は「大丈夫。少しずつ食べてみたらいい」とサラリとおっしゃいます。

つい、つられて食べてしまったら、意外に食べられます。他にも、食べられないと思っていたものが食べられて、元気になっていきました。

砂療法にも参加させていただき、その年は二十回ほど砂に入りました。それでとても楽になり、気分的にもずいぶんとらわれていたなあと気がつきました。

一日一食にして目が見えるようになったので、お腹がすいてもずっと一食を続けていたのです。これも、体質を考えてしなくてはいけないことでした。それでいい人もいます。でも、私のように持久力や体力のない者は、治るまでは一日一食、十キロマラソンで良かったのですが、治ってからは逆にマイナスになっていました。それを体が教えてくれていたのに、目のことばかりが心配で、こりかたまっていたのです。

このために、回復するまでに二年近くかかりました。食べ方も二食から、時には軽い一食を入れた三食にしたりしました。玄米菜食の幅をだんだん広げていくとともに、体力も増し、心も明るくなりました。

手当てや食養生の意義を知り、とらわれていたものを手放して、しっかりと学びました。

半年ほどした頃、先生に「あなた、かわいらしくなって、変わられましたね」といわれました。

病気をしたことでたくさんの良き友を得、いろいろな治療法を学んで元気になることができました。

＊　＊

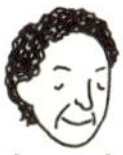
病気を治したいとの思いが先に立って、病院、漢方、治療院、一時的に流行する健康法等々、あちこちと歩き回り、そしてグルグル探しているうちに縁あって、私どもの相談室を訪ねる人がほとんどです。

でも、どれもこれも必要な道だった。病気は治すものでなく、学ぶもので、治りにくい生活習慣病は自分が過去に歩いてきたことが根にあって、それが枝葉という病気の現象として現れてきている。そう気づくまで時間が必要だった。でも無駄でなく、これも通ってこそ見つけ出した自分の姿だった。病気でなければ通れない道を通らせていただけて、自然に生きることの大切さを知った。

病気を治さなくていい、病気に学ぶこととはこれですね。

何回も発病した乳腺炎が治癒したら家庭も円満になっていた

（大森さなえ　四十七歳）

主人とうまくいかず、もう離婚しかないと思っていました。こんな生活だから乳腺炎を何回もしてしまうのだと思って、主人に反発し続けていました。

相談室に電話をかけておきながら、自分の都合で、途中で電話を切ってしまったこともありました。それで東城先生に「これがあなたの病気よ。わがまま身勝手ですね」といわれても、理解できないでいたのです。

「乳腺炎を何回もするのは、食べものがいい加減だから。手抜き、簡単、インスタント食品大歓迎。ましてや夫を大切にしない。これでは、女の役目も妻の役目もしていない。乳房は女にしかないもので男にはない。女の大切な役目をするところです。それが炎症になったのは、生活の間違いを教えているのです」とさとされて、気がついたのです。

健康学園では、誰も見ていなくてもトイレや入り口のスリッパを揃えることができました。学びながら、一つひとつ自分の中の殻が破れて楽になっていきました。

今までは主人の言葉に怒ってばかりいましたが、「お前のためだ」といわれたことがわかってきたのです。「人が見ていないと何をしてもいいと思っている」「ご飯一粒でも大事にしろ、平気で捨てるお前が怖い」など、数えあげればきりがないほど教えられていたのです。

主人は働き過ぎなくらいの働き者です。恥ずかしいことですが、これまでは疲れるという神経が一本抜けているのではないかと思っていました。枝葉だけを追いかけて、主人に負けまいと思い、どこまでも反発ばかりでした。でも今は主人に添っていくばかりです。

これまでは料理するのも面倒くさくて、嫌々していたので、子どもが文句をいっていました。ところが、「おいしいね」「今日のお弁当おいしかったよ」というようになったのです。

あの頑固な主人までが「今日のご飯はうまいな」と喜んでくれます。家族がバラバラだったのに、主人も子どももやさしくなりました。「人を変えよう」ではない、自分を変えるとはこれだと、病気によって根がわかりました。

＊　＊

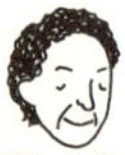

御主人がカラスが白いといったら、何いってるの、カラスは黒じゃないですかと頑張る。でもトルコには白いカラスがいるし、佐賀の「カチガラス」は白と黒の美しいカラスです。また真っ黒いカラスも直射の光のもとでは一瞬白く光ることだってある。カラスは黒いとの思い込みが頑固に突っ張ることにもなる。主人が頑固というけれど、水は邪魔ものや石ころがあっても、「ドケ!!」とはいわない。そこをよけて姿を変えてサラリと通る。邪魔だからドケ!!　と思うと、相手を変えようと突っ張ってしまう。主人より頑固なのは自分だったと、カラスに、水に学び、自分を知れば、人生を深く見ることになるし、自分の姿に気づく。いろいろなことに巡り合って人は育って魂を磨くのですね。

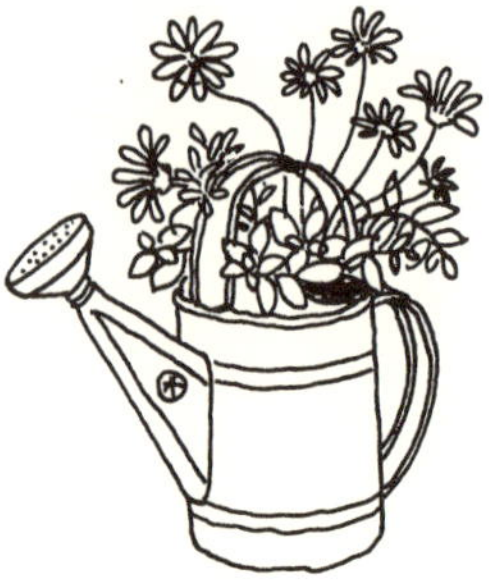

子宮ガンの次は十二指腸潰瘍と、続く病も見事に克服

（米沢佐枝子　六十四歳）

主人の転勤で南米に行っていた時、土の上（土の上でないと効かない）にむしろを敷き、ビワの葉を並べた上に結核の息子さんを寝かせ、胸、腹にビワの葉をのせ、その上から熱いタオルで蒸して、三カ月で治してしまったのを見ました。

東城先生の本は友人からもらい、持って行っていたので、ビワの葉と自然療法がつながって、帰国してから「あなたと健康社」との縁をもらい、料理教室の講師をはじめました。一日も休まず元気にとんで歩いているので、「病気なんて知らないでしょう」といわれます。

ところが、講師をはじめた頃に、二カ所の病院で子宮ガンの三期だといわれました。それで、「チャンスだ！　自然療法でやってみよう」とファイトが湧いてきましたが、相当悪かったようで、お腹が痛み出しました。

それで朝、ビワの葉とビワ葉エキスをミキサーにかけてドロドロにし、小麦粉を混ぜて

ガーゼに包んで下腹部にはって出かけました。すると、一日中乾かないで痛みもとってくれ、楽に仕事ができて助けられました。

ときどきかぶれてかゆくなるので、休んで肝臓にコンニャク湿布をしたりしました。夜はビワ葉エキスをガーゼにひたして湿布をしましたが、またかぶれるので途中でとったりはったりと、だましながらやりました（注・直接湿布する時はビワ葉エキスを薄めて使用すること）。

ところが、今度は二十歳の時に悪くして手術までした脊髄が急に痛み出し、立っていられないほどになりました。

これもビワ葉とビワ葉エキス湿布をして痛みをとり、病気中も休まず料理教室を続けましたが、痛み出したので病院に行ったら、また手術だといわれます。しかも完全治癒は五十パーセントですというので、手術は断りました。

夜、ビワ葉温灸をして、肝臓と腎臓と足の裏にコンニャクの温湿布。もちろん食事は玄米菜食で、根菜と青い菜っ葉と海草は欠かしません。薬草茶（ドクダミ、ヨモギ、ビワ葉、クイーンはこ茶）を飲み、その中にハト麦を入れたり、玄米に炊き込んだりして、ハト麦をよく食べました。

こうしたことを続けるうちに、知らない間に治ってしまいました。二年後と五年後に人間ドックにも入りましたが、完治していました。

そうこうしていたら、今度は十二指腸潰瘍になり、すぐに胃カメラを飲むようにいわれましたが、原因もわかっていたので、そのまま帰宅して「大丈夫。たいしたことはない」と、食事療法、手当てをして気に病むこともなく過ごし、もう治ったと確信した六カ月後に胃カメラをとったのです。

そうしたら医者に、「ずいぶんひどい潰瘍の跡がありますよ。でも治っているから心配ありません」といわれ、やはり自然におまかせするのは楽なことだなと、改めて思いました。

他にも、私は腎臓を悪くして腎盂炎をしたこともあります。熱を出し、お腹が痛くても、料理教室があったので、ビワ葉エキスの湿布をして勤めました。

とにかく、病気は一通り経験しました。でも病気をする時は、それなりの原因がありま す。子宮ガンになった時は、頑固な主人のやることなすことが嫌になって、離婚を考えていた頃でした。

でも、料理教室と病気で学び、主人を大事にできるようになったら、頑固な主人がやさしくなり、離婚しないで良かったと、今はありがたく思っています。ここで学ばせていただいたことに深く感謝しています。

＊　＊

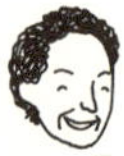

入社の面接の時、「あなたグズ？」と聞いたら、すぐ「グズじゃありません」といった。「よし」これできまり。ハッキリしていてよろしいと思った。そして料理教室の講師ではじまった。ところがこの時ガンだった。御主人にもいわない。でも顔はシミだらけで真っ黒。皮膚は内臓の鏡だし、どうも気になるから「どこか悪くない？」と聞くと必ず、「いいえ!!　どこも悪くありません」と力をこめていいます。とうとう十年間知らずに過ぎ、十年目の研修会の時、実は「子宮ガンで完治しました」といいました。

料理教室で学びながら、自分の生活も内容も考え方も変わっていきました。「主人は頑固だ」とよくいっていましたが、それもいわなくなっていました。

ガンが治っても、長年ため込んだ生活習慣からガン細胞になりたがっている次の伏兵がいる。つまり、ガンが治ってもガン体質が残っているので、十年は安心せず続けることだと、常々私がいっていましたので、十年目に公表したのでした。

心の間違いに気づいたら喘息が治っていた

（若林教子　五十四歳）

喘息は十一年来の持病でした。発作の度に死にそうになり、呼吸が苦しくて、寝てもいられません。一晩中寝ないでクスリを飲んで、何とか過ごすこともありました。

ところが、発作の回数が年々増し、クスリなしでは生活できなくなり、クスリの量は飲みはじめた頃の三倍になっていました。

ある日、急に心臓がドドドッとして、手が震え出しました。びっくりして病院に行ったら、いとも簡単に副作用ですといわれました。とっさに三人の子どものことを思い、「私がどうかなったら、どうしよう！」と思っていた時、近所の方から『あなたと健康』誌をいただき、夢中になって読みました。

ときどき、涙が出ました。それは書いてあることが全部、私のことのように思えたからです。

私は病院のクスリにばかり頼り、発作が治まると今のうちに栄養価の高いものをとらなければと、ご飯は食べず、卵、牛乳、肉といった副食ばかりをお腹いっぱい食べていました。食べないと病気は治らないと思っていたのです。少食が良い、食べないほうが良いなどとは、考えもしなかったことでした。

そんな間違いだらけの食事を家族に押しつけていたので、主人は中耳炎でいつも耳から膿を出し、五歳の長女は喘息でした。父は元気で麦ご飯が食べたいというのに、今時そんなの時代遅れですよ、パンだって小麦ですからと、真っ白いパンを食べさせていたのです。発作で苦しむと一晩中主人が背中をさすってくれますが、それすら私は苦しいから当然だと思って、いばっていました。『あなたと健康』誌に書いてあることのすべてが自分のことだと思えた時、こんがらがった糸がスルスルとほどけるように、玄米菜食を実行することにしました。

私が急に玄米といい出したら、主人も父も驚いたものの、体に良いならみんなで食べようと賛成してくれ、スムーズにとり入れることができました。

私は玄米菜食を実行し、動物性のものは煮干しもやめました。玄米にハト麦、黒豆、小豆などを交互に混ぜて炊き、すったゴマをかけます。みそ汁と根菜と海草を主にして東城先生の本と首っ引きでした。

するると体は本当に楽になるのです。体も軽く楽に働けます。食べものはすごいものであり、大切なものだと実感しました。私は特別な好転反応もなく過ごし、数カ月経った頃、一晩で洗面器いっぱいほどの痰が出ました。

手当てとしては、肝臓と腎臓をコンニャクで温湿布し、苦しい時は背中と胸にショウガの搾り汁をすり込むと楽になりました。

他に、レンコンの搾り汁を飲んだり、梅肉エキスも飲みました。

この梅肉エキスは私に合っていて、助けてくれました。栄養強化食品などは使わずに、ひたすら玄米菜食とコンニャク湿布、足浴をしました。ある期間は、漢方薬のお世話にもなりました。

東城先生の本の中に、中耳炎にはユキノシタが良い、ない時は小松菜の青汁を飲むのも良いと書いてありましたので、毎日盃一杯ずつ自然農法の青汁を飲ませたら、治らなかった主人の中耳炎が完治しました。

娘も小学校にあがる時には喘息が完治していました。私もどっさり痰を出してからは、全く発作もなく元気に働いていています。

やっぱり心が根です。食べものも心が根となって生活に出てくるのだと、本当に身にしみました。今は、喘息さんありがとうと思うだけで涙が出てきます。

＊　＊

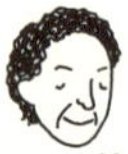
若林さんも「あなたと健康料理教室」の講師です。義父の頑固が気に入らない。おじいちゃんはわがままで嫌いと思っていた。何とか自分の思うようになってほしい。一応家族は夫も子どもも喘息で大変だからと大事にしてくれる。それが当然と、大きな顔でわがままにふるまっていた。そんな自分の姿に気がついて、心が楽になったら喘息も楽になり、みんなも楽になった。

今も講師をしながら自分磨きをしなくちゃとはりきっています。人間、一生、勉強ですね。

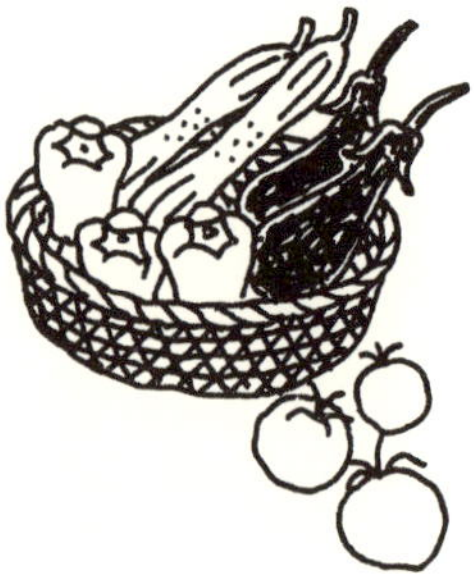

全身ガンで生きる力を失った時、自然の力に救われた

（山崎照子　六十七歳）

全身ガンで、全身の穴から血が噴出し、痛み、頭蓋骨にぶつかって抜けられないで、はね返ってきます。カミソリの刃を当てられるような苦しみが続きました。

今日はもうダメだと思いながらも、今日一日だけのいのちを下さいと、祈るばかりの日々でした。

気が狂いそうになり、夜中に叫び声を上げてしまったこともあります。そんな苦しみの真っ最中、友人から東城先生の本をいただき夢中で読みました。私は一人暮らしですから、人に頼ることはできません。

ビワの葉をとるのも、はうようにしてやっと近所から分けていただきました。左手は動かないので、右手でビワの葉を丸めてすりおろし、ショウガもおろし、小麦粉を入れてパスターを作って、痛む背中、腰、骨に湿布しました。

すると七カ月ほどで、あのはげしい痛みがとれていました。

自然の手当て、少しの玄米と野菜とみそで生きられることを教わりました。食べなくても、少しくらいお腹がすいても大丈夫だと、体で知ることができ、私は健康を回復したのです。

今は人並みの顔色になり、元気に暮らしていますが、当時の私は、全身が真っ黒で異様な人相でした。苦しみのただ中にいた時、あるもの知りの方に「あなたは天に輝く光をさえぎって、真っ暗にして、悪いものにしている」といわれました。

その通りで、私は医者に大きな不満と憤りを持っていました。怒りでこの苦しみを耐えるのだと、意地になっていました。

でも自然療法を実践してみて、自然に生きるとは何かを教えられました。真っ黒な形相は自分の心そのものだったのです。それに気づいたら、人の縁も不思議に良い人と巡り合うようになり、助けられています。

私は暗い性格でしたから、明るさを育てるために、穀類、ゴマ、小豆などの実のものを食べるようにしました。

また、根気のある人間づくりのためには、根菜類を食べなさいと書いてありましたので、努めて食べるようにしました。本当にその通りで、暗さを明るさに変えられました。

私はこの玄米菜食と自然療法で、食欲もなく、生きる力も失いそうな時に、生きる力をいただきました。

＊　　＊

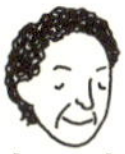

病気の中で苦しみもがき、人に頼れない孤独の人生の中で、ビワの葉に助けられ、玄米と野菜とみそ汁で立ち上がった。

根の野菜は根性を育てる。何も頼るものがない、お金もない中で、玄米をよくよく噛みしめ、少しの野菜とみそ汁で、いのちをつなげながら、空腹は空の心を養うことを知った。心は安らぎ、痛み苦しみが消えていく。何か温かいものに包まれ、滂沱《ぼうだ》と涙を流した。目には見えないが、自然の中に、たしかにある力を見た。彼女はこの時から大きく変わった。

自然の力をお伝えしたい思いにかられて、『家庭でできる自然療法』の本の紹介運動をはじめ、病に苦しむ人、人生にゆき暮れて悩む人を力づけている。孤独の人生が多くの良き友に恵まれ、幸せな人生に変わった。

痴呆症の父も治る

（鈴野紀代子　三十歳）

父は過敏性大腸カタルで、ひどい下痢の頃は一日中どなりちらし、とりつく島もない。強いクスリを飲み続け、病院から出していただく頃はボケがひどくなっていました。

母の葬儀が終わった頃から父は仕事をやめ、私と二人の辛い生活がはじまりました。自然療法も食養生も、勧めてもダメでした。私も甲状腺を悪くして辛かったけれど、すべて打ち捨てて父の看病にのみ専念。一日中洗濯機が回っている生活。家の中だけの生活で、父は足腰も弱って歩けなくなりました。便秘と下痢止めの果てしない服用と副作用。医者に話したら、内服は少なくなりました。

どんな選択でもいいから、自然の体のリズムにまかせること……。玄米の重湯……少しでも自然に……と心がけました。急速に父が変わったのは、そんなに年月も経ていませんのに、私が自然療法の通信教育を受けるようになってからです。

通信教育担当の田中先生の赤い文字の一つひとつを心に刻むようになって、ありがたくて……。こんな年齢の私にまでも……もったいなくて、もっと生きようという思いがあふれてきました。

　それから自然療法を鼻にもかけなかった父が、自分にもビワの葉温灸をしてくれというようになり、父の体が急速に変わってきました。心の大切さを身にしみて学びました。

　アルコールはドクターストップ。喘息でタバコもドクターストップ。肺はレントゲンで真っ黒。咳は一晩中で眠れない日々……でしたが、まず咳が止んで皮膚がきれいになってきました。

　田中先生がビワ葉温灸をお腹にまんべんなくするといいですよと、書いて下さったので致しましたら、一週間もしないうちにボケが治って、顔まで、もとの父に戻ってきました。ありがたくてうれしくて……ありがとうございます。

　わがままいっぱいの父は、私の小さい頃から、野菜だけを残す人でした。今も一日中、お鮨しか食べません。牛乳も五〇〇ミリリットル飲む生活。それなら私が少しでも質の良いものを作ろうと、甘味は良質のハチミツにドクダミやゲンノショウコ、セイタカアワダチ草を入れたり、御飯も白米を炊き、ハト麦や玄米の重湯を上に乗せて、二度炊きし、昆布としいたけのスープを入れておかゆに炊き、塩も自然の「海の精」にしました。

生の魚しか食べないので、機嫌の良い時にそれとなく、野菜も少し食べましょうよといっていたら、この頃はおにぎりにのりを巻いてくれというようになりました。父はのりとお茶がお野菜代わりですが、ビワ葉温灸のおかげでしょうか、日増しにボケもなくなり、体力もついてきてありがたいことです。

毎回のレポートに書いて下さった先生のお言葉で、私も志がしっかりしてきて、老人ホームに入れろとか、勝手な迷信医療をするなという横槍の言葉にも心動かされず、父にとっていいことだけを考えるようになりました。

銀座で公認会計士をしていた父には、それなりのプライドもあると思って、世間の目からかばっていましたが、ありのままを恥じることなく、外気にふれられるようにつれ出すようになりました。

すると、やさしい人々のまなざしや言葉にふれ、ビワ葉を通して知り合いも増え、心が外に開かれましたから、母が元気でいた頃のような、明るく平和でつやつやな日々がやってきました。

今は父の顔も平和で、上機嫌でいてくれます。ありのままを、ありのままに受け入れていこう。家の中に何のわだかまりもない空気が流れているように……。

なかなか行事には出席できませんが、東城先生がNHKの『心の時代』に出た時のテープを聴きますと、私も出席しているように思えます。これからは東城先生の御本を頼りに、よりよい生活、明るく豊かな心で健康で……、そう願っています。

荒れ果てた家にも、近所の方が下さった草花が咲き、日々の生活が楽しくて、喜びでいっぱいです。

心が神経につながっていく。「心が神経を動かし、神経が宇宙につながっていく」この御言葉を生涯かけて心に刻んで、温めていこう。これがこれからの課題です。

* *

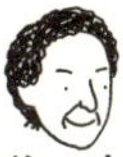

幸せとは、辛いこと、苦しいことを避けたり、そこから逃げたりすることじゃない。逆に苦しいこと辛いことに真心を尽くすとき、真の信用もいただける。思いやりも苦しみから育ちます。本当の信頼関係も苦労してこそ実っていきますね。苦しみも楽しみに変わり、良き縁良き人にお会いできる。健康も幸せも心と共に巡ってきますね。御一緒に育ってまいりましょう。

糖尿病、狭心症との縁切れとなる

（谷藤しげ子　六十三歳）

主人は三十四年間に糖尿病で四回入院、二回は糖尿病教育入院と脳梗塞とリンパ関係の病気で、足のつけ根から動かすことができなくなって入院。早速自然食療法に少しずつ変えてみました。

東城先生は慢性病は体質改革までに数年かかるというので、気の遠くなる思いでしたが、何より実行だ!!

ところがどうでしょう。一～二カ月たったら主人の体の皮膚のボツボツ、甘酸っぱい臭い、便秘がなくなり、体重も〇・五キロ減り、病院の検査でもグレコヘモグロビンＡＩが九。インシュリン投与量も八・〇までに下がっていました。

糖尿と一番かかわりの深い肝臓、腎臓、脾臓、神経の働きも全部ひとつにつながっている。このことをこの勉強で頭に入れ、手当て法も加え、自然療法をしました。

今ではグレコヘモグロビンＡＩは六・四まで下がりました。何といっても主人が明るくなり、仕事に意欲も出て、老人会のボランティアでも活躍するようになりました。これからも気をゆるめず体質改善にはげんでいきます。

ところで、私は十五年前会社設立してから、疲れもあって心臓発作が出ましたが、病院でも病名がわからずに過ごし、やっと狭心症の病名を頂戴しました。またコレステロール値が二五六もあり、クスリを飲むことになった。

でも、このクスリが合わず口のまわりがグシャグシャにただれ、ときどき足もつる。肛門の周囲の皮膚がガサガサになる。お小水と思ってトイレに行くと大便が出てくるし、血便まで出てしまう。それでも病院はクスリの副作用であるとは認めませんでした。こんな苦しい思いをしているときに、お天道《てんとう》さまに導かれて東城先生にお会いできたのです。

主人は日光の健康学園から帰宅途中、「日本のマザー・テレサだね、日本にもこんな人がいるんだね」といい、二人で感激して帰ってきました。

その後、主人と同じ食事をしはじめましたら私の狭心症も治り、コレステロール値も正常になりました。現在も「郡山カリンの会」で深く学ばせていただいています。

体の健康、生活の健康、心の健康、思想の健康、運命の健康、この五つの健康を道として学び、根を育て、楽しい老後に向かってまいりたいと思います。御指導の先生方、本当にありがとうございました。

＊　＊

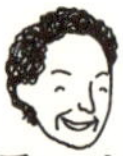

病気も自分を育てるために、必要あってかかったもので、天から自分を育てよとの愛のお手紙でしたね。

そのお手紙をどう読むのか。辛かったから、苦しかったから必死に道を求め、探しました。何もないなら深く学ぶこともなく、浅くうわべだけで生きたでしょう。病院のクスリの副作用も、必要あって真理を学ぶための道のりだった。苦しみが深いほど、人生は深く心を養う。マイナスもありがたいことでしたね。

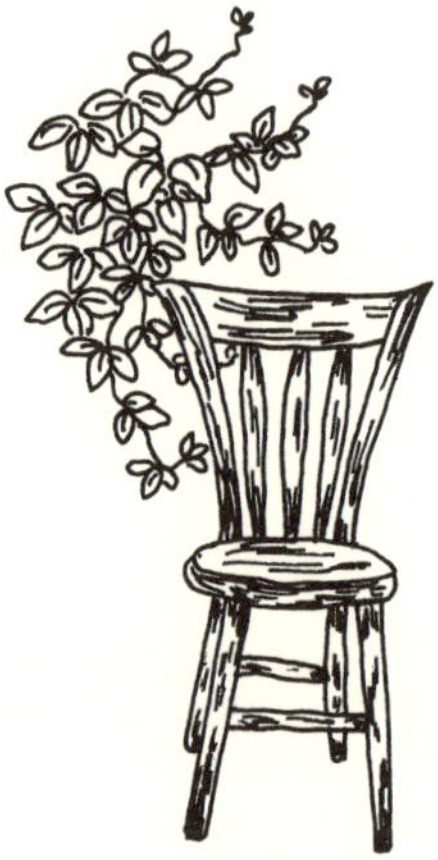

重症の脳卒中から救われる

（渡辺ミチ　五十歳）

突然、七十六歳の私の父は脳卒中で倒れました。もはや人事不省で高いいびきをかいているので医者もダメだと思ったくらいでした。浣腸しても浣腸液も入らないくらいで、何度かやって、やっと少し入るほどでしたが、少しお通じが出だしたら、どうやら生命はとりとめました。

しかし半身は全くきかず、口もきけず、耳も聞こえず、目もかすんでしまいました。手足はコンニャクのようにダラリとしたままで、身動きすら全くできませんでした。医者は、血圧を下げるクスリをくれたのですが、これを飲むと具合が悪くなり、頭が痛み出して不眠に悩まされつづけました。

そこで七月から医者のクスリは全くやめて、玄米食に切り替えることにしました。そして、クスリの代わりに、酵素と葉緑素、梅肉エキスを併用して、お腹と腰をショウガ湿布してあげました。

はじめは玄米のスープから、次に玄米のおかゆにして、その後だんだん玄米の御飯にして、ときどき小豆を入れたり、黒豆、アワ等を混ぜて食べたりしました。そうしたら眠れるようになり、お通じも毎日気持ち良くなって、大変楽になりました。

そして半年くらいして口がきけるようになり、耳も聞こえ出しました。だんだん目のかすんだのもとれてきました。

父は、大変気分が良くなったので玄米食は気持ちが良いといって、楽しんで食べるようになりました。

食事は朝、夕二回食にして、味は薄味にします。

副食は野菜を中心にして、ゴマ、小豆、大豆、海草は常食のようにして毎日少しずつ食べるようにしました。野菜も根菜類を努めて食べることにして、それまでは肉食が多かったので青汁をときどき飲ませました。それに努めて色の濃い菜っぱ類や、ニンジン、ニラなどを食べるようにしました。肉や魚、卵などの動物性はやめて、だしに煮干しを少々つかうくらいにし、ときどきほんの少々小魚を大根おろしで食べるくらいにとどめました。

ところが、食欲が盛んで少し食べ過ぎるようなので、気の毒だと思いながら、腹八分以上は食べないように、よく嚙むことをして、努めて少食にとどめることにしました。

何を食べてもおいしく、とても楽しんで食事をするようになり、だんだん手足の感覚もはっきりとしてきました。

しかし途中、全く感覚のない手足や肩が刺されたように痛み出したり、血がはしるように痛いといって苦しみました。これは転換期の反応で、感覚がなかった神経が働き出したので良くなってきたのだと思って、一生懸命ショウガ湯の湿布を続けました。

そうしたらだんだん感覚をとり戻してきて、全く力がなく、ダランとしてお話にならなかったところが動くようになりました。

看護する私も主人も、一時は半身不随があまりにひどいので、これをもう一度動かすことはできないだろうと思ったこともありました。だから動くようになった時は涙が出ました。父もとても喜んで感謝しました。

今は手足は自由ですし、口も常人と同じようにきけます。手足がしっかりして、歩けるまでもう一息だといって、父も喜んでファイトを燃やしています。

父は玄米菜食のすばらしさを体験して、必ず完全に治ると自信を持つようになり、とても生き生きとして楽しそうですので、私共も勇気をもらいました。頭がまだ重いので、芋パスターをまくらの上にして休んでいます。

心臓が肥大していたため、病気前からよく発作を起こしておりましたが、これも全く起きず、楽になって気持ちが良いといいます。そして口ぐせのように、玄米は大したものだと感心しています。

この間まで目も完全でなく、明るいところや電気の光にあうと、目がしょぼつくと嫌がりましたが、それもすっかりとれました（肝臓が悪かったので）。

私は父が倒れる二年ほど前に東城先生の栄養教室で勉強させていただきました。自分の勉強が自分や家族のためになるだけでなく、父の看護も自信をもってできるようになり、本当に感謝しています。

以前の私だったら医者に頼るしかなく、ここまでできなかっただろうと思うと、本当に何と感謝してよいかわかりません。

＊　＊

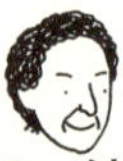

渡辺さんは豆腐パスター（224頁参照）を知りませんでしたが、倒れた時は、この豆腐パスターをすれば後遺症なく治ります。

倒れた時、あわてないで静かに休ませて、豆腐をサラシか日本手ぬぐいのようなものに包

み、後頭部を湿布します。十分もすると、すぐ臭くなって、白い豆腐が茶色になります。すぐ次々と新しいのと変えます。これを続けていると、熱も一、二時間で引いてきます。すると、細胞が働き出して出血した血液を吸収してくれますから、後遺症もなく治ってしまいます。知っておくと人助けにもなります。

脳卒中、脳梗塞はガンの次に多い病気です。自然の力は、信じて実践することで、すばらしいことを教えてくれます。

第5章

〈イラスト図解〉自然療法の食事と手当て法

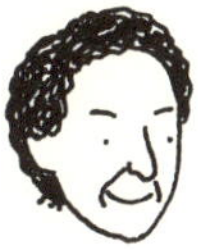

栄養生理と健康について話をしてきました。
それなら、どのように実践すればいいのか。
この章で、家庭でできる方法についてまとめてみます。

食事の基本は玄米菜食

◎食べものは「身土不二」。日本に住む我々は、日本の国土に適合した食べものをとることです。

主食は半つき米。玄米なら、なおいいです。白米なら麦、アワ、キビ、ヒエなどの穀物、または胚芽を補います。

副食は野菜、海草、豆類、ゴマ、小魚などを主とします。ただし、どんなに良いものでも過食はいけません。そして食事は、よく噛むことが大切です。

基本の玄米食ですが、土鍋や厚手の鍋などでもおいしくできますし、最近は電気釜でも玄米が炊けるようになっているものがあり、便利になりました。でも、簡単でおいしく長続きするのは、圧力鍋で炊く方法です。

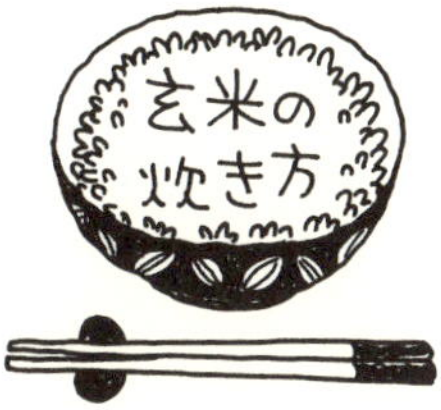

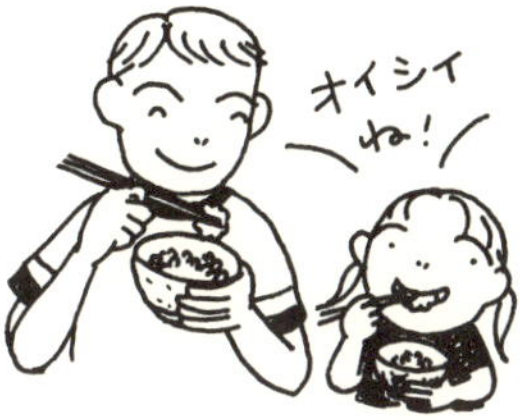

1 玄米1カップは
ゴミをとる程度に、
さっと洗う

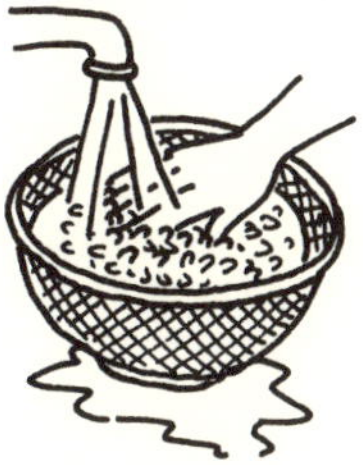

2 ザルに上げて
水をきる

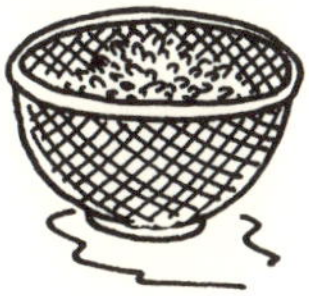

3 圧力鍋に玄米
と水を入れる。
玄米1に対し、
水1.2

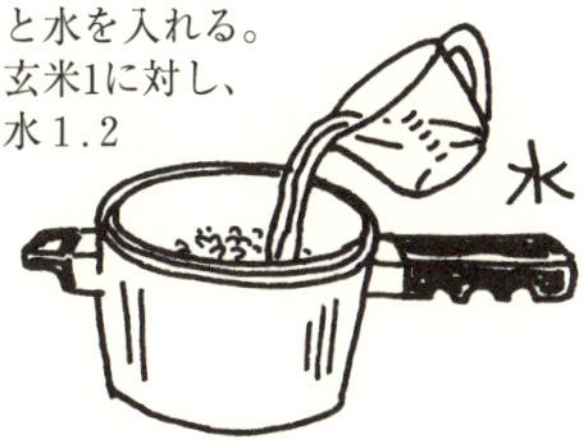

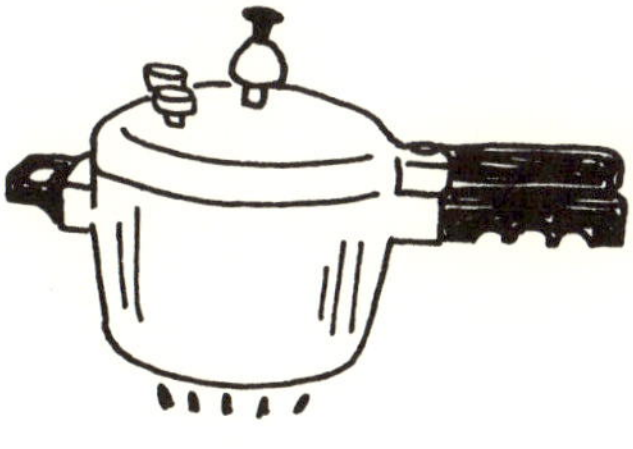

4 はじめ強火にして
沸騰したら弱火に
して20〜25分ぐらい、
火を止めて10分くらい
蒸らす

すべての病気に効果がある玄米スープの力

◎玄米スープとは、玄米を狐色《きつね》に炒って、七倍の水で煮て、おかゆに炊き（ふっとうしてからトロ火で約一時間二十分）、それを裏ごししたものです。トロリとしたおねばをとり、薄い塩味にしていただきます。

病気が重い時は、金物ではなく土でできたほうろくでゆっくり炒って、土鍋で煮ます。裏ごしも馬の毛の裏ごしか、ない場合は布巾を使います。金物は化学変化を起こして成分が変化するからです。これくらい気を配って自然の気を入れるようにします。この心遣いが、弱りきった細胞の力となり、死にかけた人をも救うのです。これは頭の理解ではなく、体が教えてくれることです。

私も結核で死にかけた一番苦しい時に、肝臓と腎臓の手当てと玄米スープで救われました。一週間、玄米スープと梅干で過ごして蘇生しました。

私の息子が一歳半の頃、ちょっと目を離した時に外に遊びに出て、何か口に入れてしまいました。その日から下痢が続き、白いウンコをします。梅肉エキスを薄めて飲ませても吐いてしまいます。何もかも吐いてしまい、下痢をして苦しんでいました。

焼き塩でお腹を温め、頭は青菜を枕の上に置き、豆腐パスターで額を冷やしてみても、吐くのも下痢も止まらなかったのです。そのうち水分が失われて、ひどいひきつけをはじめました。生きた心地がしないとはこのことです。

医者からも、「この病気は白性下痢症といって、コレラに似ています。これで今までに亡くなった方もいます。医学では治すメドがついていません」といわれました。

その時、「重湯が吐き気を止めるといいますが……」との医者の言葉で玄米スープを思い出し、すぐに作って飲ませました。玄米スープは吐かないで飲んでくれました。すると、それまで苦しんで泣いて眠れなかった息子が、ぐっすり八時間眠ってくれたのです。起きたらまた飲んで眠り、二日後には、元気になって家の中で遊べるようになり、すっかり治ってしまいました。孫がシックハウス症候群で呼吸困難と急なむくみで苦しんだ時も、玄米スープに助けられました。体力が落ちて、手足も動かすことなくクタンとなっていた孫に、玄米スープを飲ませたら、元気に回復してくれたのです。親子三代にわたり、玄米スープに危機を救われました。自然の力の見事さです。

梅肉エキス

・たいていの症状を抑える家庭の常備薬

◎青梅の絞り汁を濃縮した梅肉エキスは、消化器いっさいの妙薬。強力な働きをもってお
り、昔からの家庭薬です。これ一つあると、たいていの病気は大事に至らずすみます。
熱のある時はまず、梅肉エキスを湯にといて飲む。子どもは黒砂糖で味つけする。腹痛、
胸やけ、下痢、便秘、高血圧、低血圧、心臓病、腎臓病、糖尿病などにきく。また、殺菌
作用があり、腸内の有効な細菌を育て、雑菌を殺すので、腸のためにも大切です。さらに、
食中毒、チフス、赤痢などの疑いのあるときに飲むと、たちまち良くなるほどの殺菌力が
あります。簡単なので作っておくと、たいへん便利です。とくに、子どものいる家では必
ず常備してほしいものです（自然食品店にも売っています）。

梅肉エキス

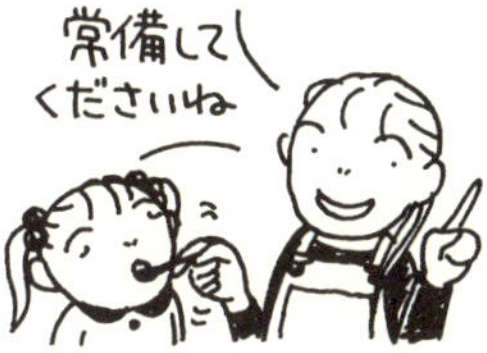
常備して
くださいね

1 青梅をおろす

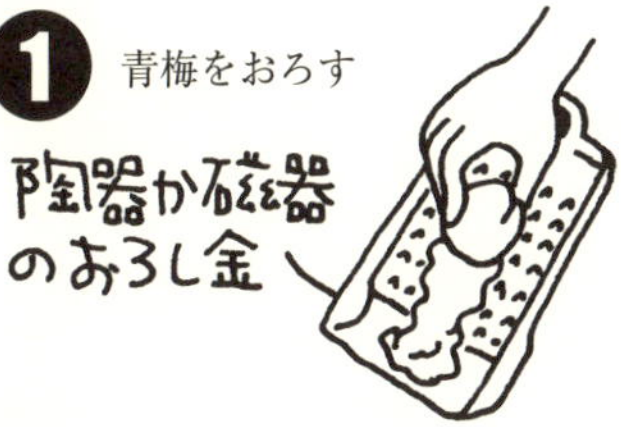

2 ガーゼで絞り、
汁をとる

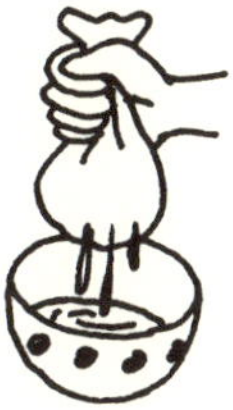

3 青汁を土鍋に入れて、
アメ状になるまで
煮つめる

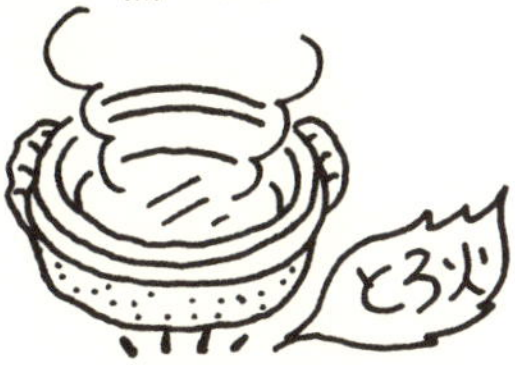
とろ火

4 陶器かガラスの
容器に入れて保存

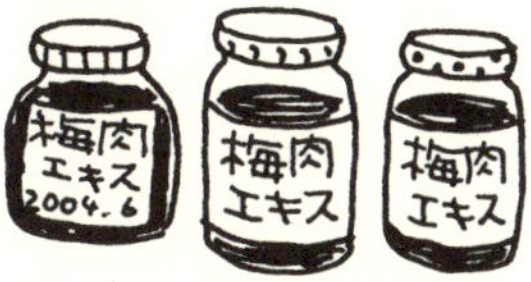

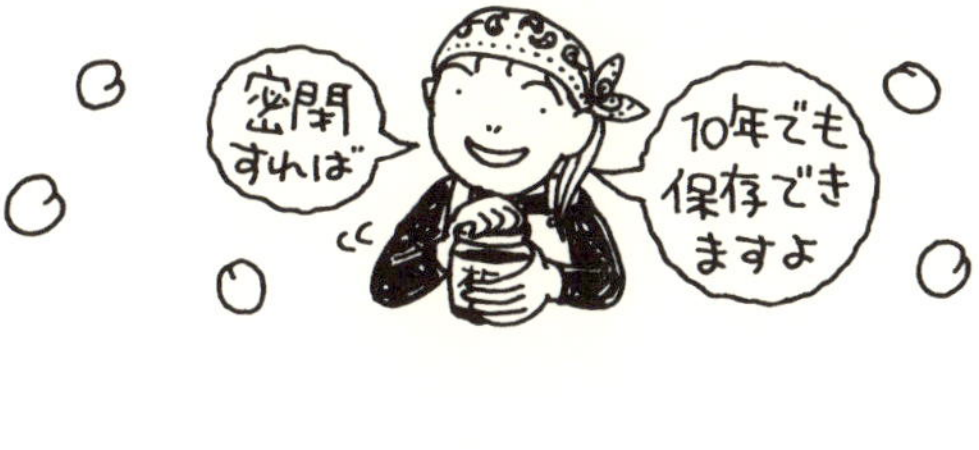
密閉
すれば
10年でも
保存でき
ますよ

梅干の黒焼き

・細胞が活気づき、解熱、ボケ防止にも

◎梅干の黒焼きは、細胞が活気づくため、疲労回復、風邪、下痢、冷え性に大変効果があります。また、脳の老化を防ぐので、ボケ防止になります。

はじめは黒焼きを耳かき一～二杯から様子を見て、小さじ一杯ぐらいに増やします。疲れた時には、小さじ一杯飲むといいでしょう。

風邪で熱の高い時は、一日に二～三回、飲みます。幼児には強すぎるので飲ませないこと（自然食品店にも売っています）。

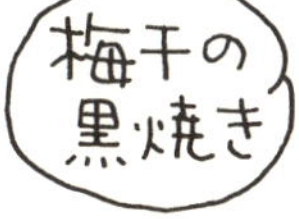

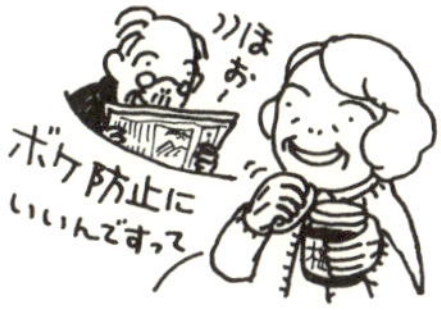
ほぉー
ボケ防止に
いいんですって

1 梅干をすきまなく
並べる。一段に

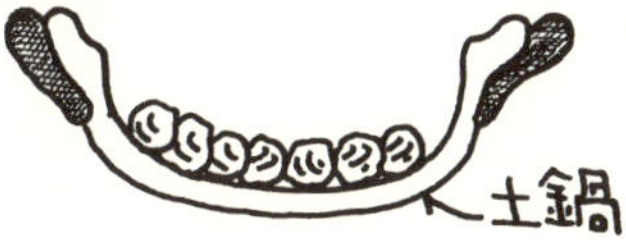

2 練った小麦粉を
穴とすき間に
はりつめて密閉し、
4〜5時間火にかける

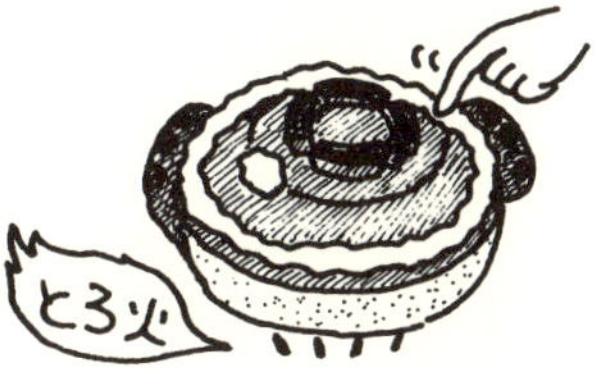
とろ火

3 墨のように黒くなった
梅干の種をとりのぞいて、
すり鉢で粉にする

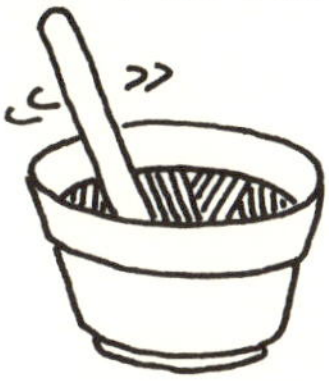

4 陶器かガラスの
容器に入れて保存

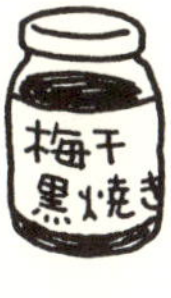
梅干
黒焼き

梅は金気を嫌うので、ご注意
アルミ
アルマイト

コンニャクの温湿布

・肝・腎・脾が回復

◎疲れた時や病気の時は、肝臓、腎臓をコンニャクで温めます。

コンニャク二丁を水から入れ、熱湯で約十分間煮て、熱くしたコンニャクをタオル二〜三枚にくるんで肝臓を三十分（子どもは十五分）当てます。コンニャクは一時間はあたたかいので腎臓も三十分温めます。この時、脾臓は十分冷やします。熱のある時は二十分冷やしますが、熱が高い時は、脾臓に芋パスターをはります。

これらの手当ても、その時の体力によって異なります。弱った病人などは、体力に応じて取捨選択し、時間も短めにしましょう。こうした配分は、看護する人の思いやりです。失敗しながらも体験を積んでいくと体でわかるようになりますから、応用がきくようになってきます。コンニャクは安いものでなくかっちりした質のいい、ある程度、高いコンニャクでないと効きません。コンニャクはタッパーに入れ水をはり、冷蔵庫に保存すれば、数回は使えます。

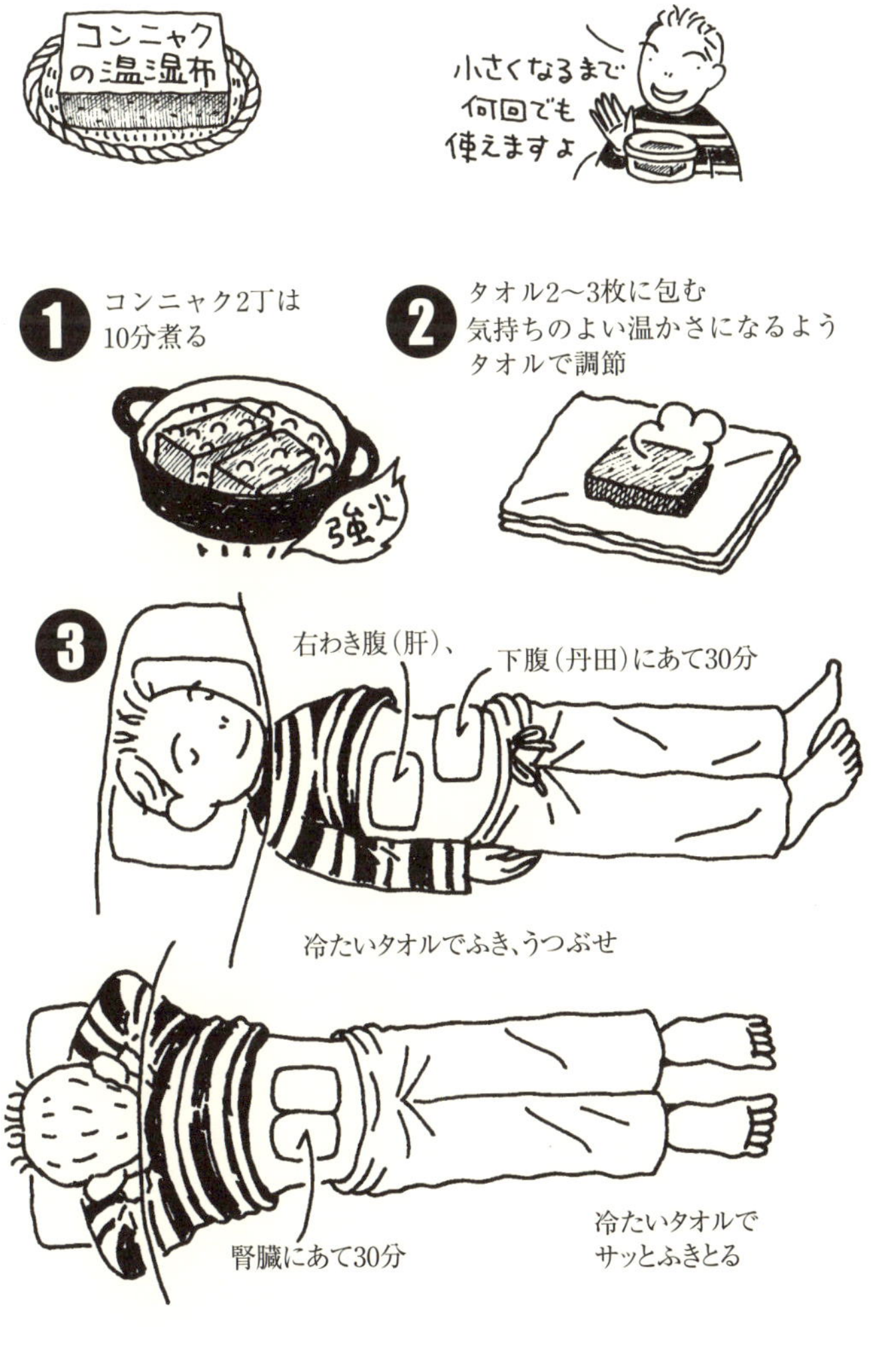
コンニャクの温湿布
小さくなるまで
何回でも
使えますよ
1 コンニャク2丁は
10分煮る
強火
2 タオル2～3枚に包む
気持ちのよい温かさになるよう
タオルで調節
3
右わき腹（肝）、
下腹（丹田）にあて30分
冷たいタオルでふき、うつぶせ
腎臓にあて30分
冷たいタオルで
サッとふきとる

ショウガ温湿布

・痛みや疲労素をとる

◎痛みをともなう病気や疲労などの時、ショウガ温湿布は、毒素や疲労素をとるのに非常に有効です。

内臓の痛みや炎症、ガン・婦人病・肺炎・尿道炎など、炎のつく病気や、神経痛・リウマチ・打撲・ねんざ・肩こりなど、ほとんどの病気に適用できます。

冷え性で感覚も鈍っている人は、ことに、このショウガ温湿布は、お腹の底まで浸透して楽になります。

なお、このショウガ温湿布は空腹時にすること。また湿布の前後は風呂に入らないこと。

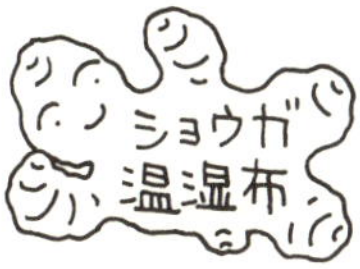
ショウガ
温湿布

1 ショウガ150ｇは皮ごとすりおろし、袋に入れ、口をしばる

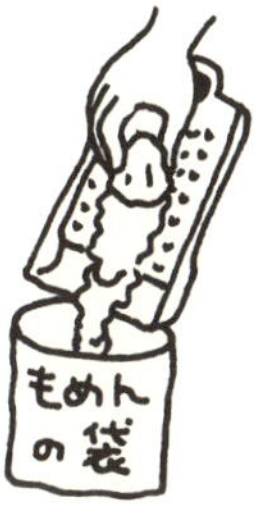

2 3ℓの湯をわかし、70℃になったらショウガ袋を入れる

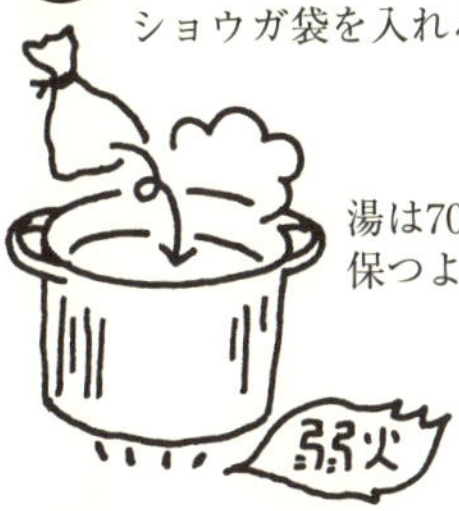
弱火

湯は70℃を保つように

3 ゴム手袋をはめてタオルをひたし、かたく絞って、お腹と腰を温めてから患部に当てる

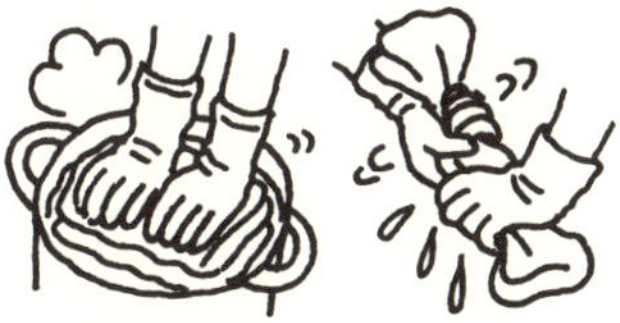

4 さめたら交換すること7～8回、各回、約20～30分行う（子どもと老人は半分の時間）

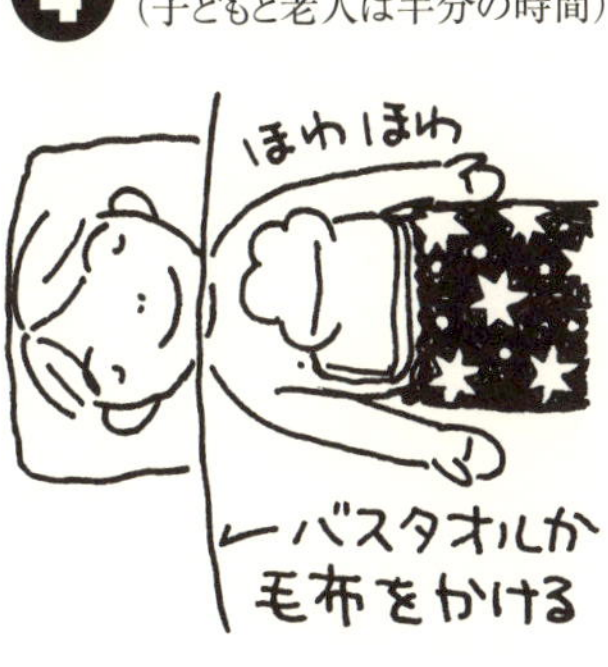
ほわほわ
←バスタオルか毛布をかける

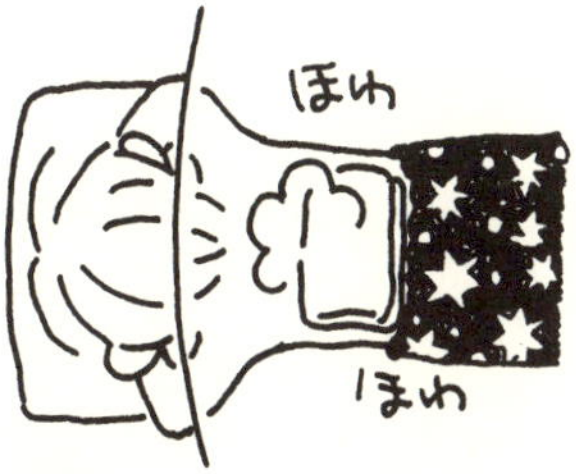

5 最後は冷たいタオルでさっとふく

芋パスター（里芋湿布）

・痛みいっさいの特効薬

◎熱のある痛みや、ねんざ、のどの痛み、乳腺炎、肋膜炎、リウマチ熱、ガン等の特効薬です。また、はれものいっさい・内臓の痛み・神経痛・痔・やけど、その他すべての熱のある炎症の万能薬です。リウマチや打撲・筋肉痛、ねんざ等は、ショウガ温湿布した後にすると、いっそう効果を増します。これは実行してみて、その効果に驚きます。

里芋の皮を厚くはぎ（薄いとかゆくなる）、すりおろして芋と同量の小麦粉、芋の一割分のおろしショウガを混ぜ、ねり合わせます。これを布または和紙に厚さ一センチぐらいにのばして包み、患部をショウガ湯で蒸した後にはります。四～五時間して乾ききらないうちにとり、ショウガ湯で温めてから、また新しい芋パスターをはります（熱をもっている時は温めないで、すぐ芋パスターをはる）。

里芋だとかゆい人はジャガイモを代用してもよい。ベタベタして、とる時に困るので、ガーゼか木綿の布に包んではると、楽です。

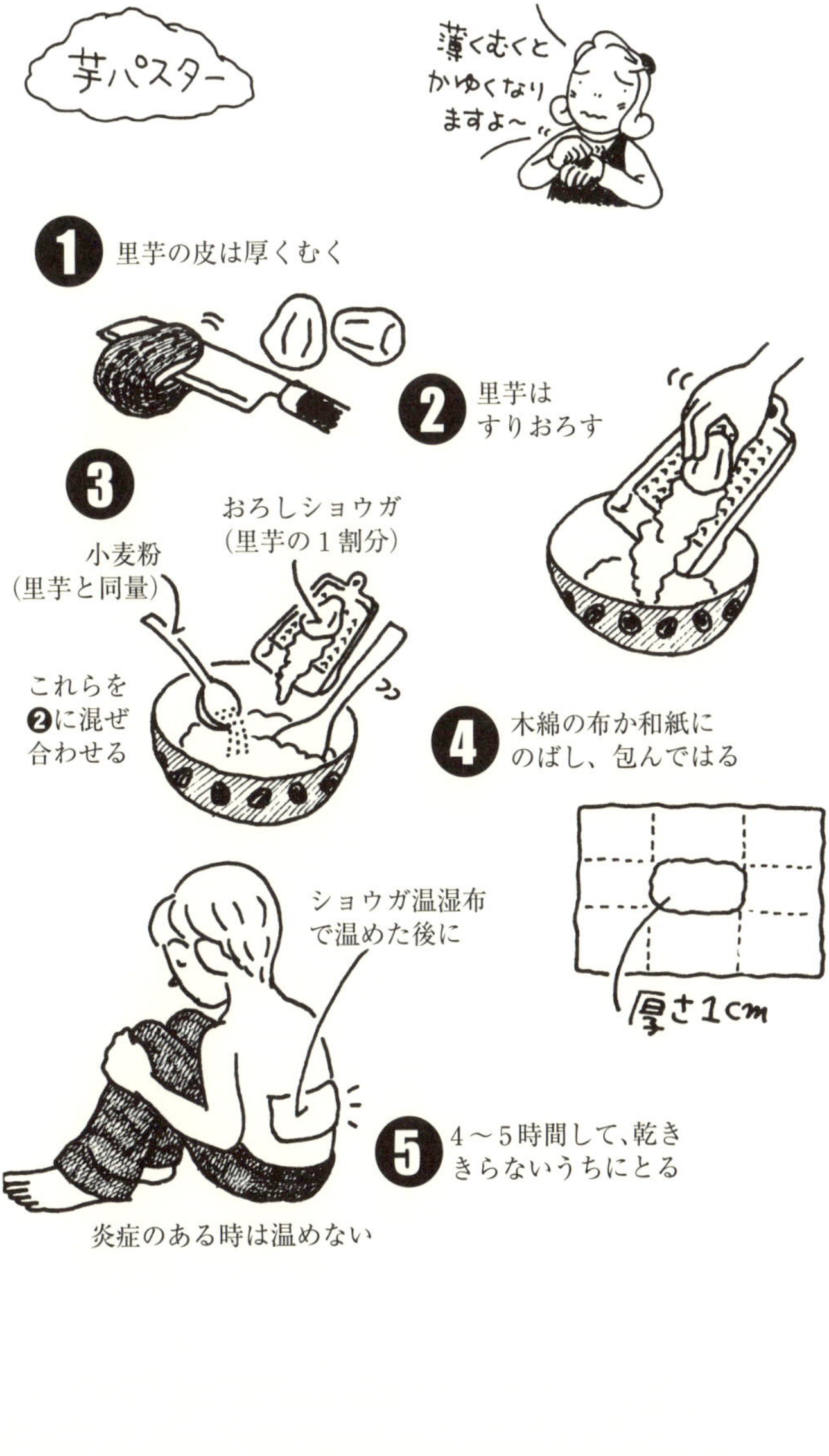
芋パスター
薄くむくと
かゆくなり
ますよ〜
1 里芋の皮は厚くむく
2 里芋は
すりおろす
3
おろしショウガ
（里芋の１割分）
小麦粉
（里芋と同量）
これらを
❷に混ぜ
合わせる
4 木綿の布か和紙に
のばし、包んではる
厚さ1cm
ショウガ温湿布
で温めた後に
5 4〜5時間して、乾き
きらないうちにとる
炎症のある時は温めない

豆腐パスター

・毒素を強力に引き出す

◎熱のあるところに豆腐パスターを当てますと、すばらしい熱とりになります。内部の毒素も引き出すので、臭くなりますから、熱が高い時は、一時間くらいで新しいのととり替えます。急性肺炎などで高熱が出ても、一日半か二日で解熱します。

これは、体内の疲労素や老廃物などの不必要なものを引き出してくれるから、気持ちよく解熱するのです。

外から物理的に氷で冷やすと、細胞は縮み、毒素を閉じこめてしまうので、立ち上がりは遅いです。

また、脳卒中などで脳血管が破れて、出血したり人事不省になった時、この豆腐パスターを後頭部にはると、出血が止まり、その出血も細胞の働きで吸収されて、後遺症もなく治った例も多い。この場合は、十分おきくらいにとり替えます。

事故などで頭を打ち、人事不省になった時でも、同様の手当てで治った例も多い。

225　豆腐パスター

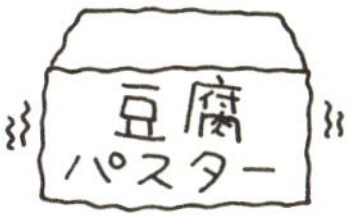
豆腐
パスター

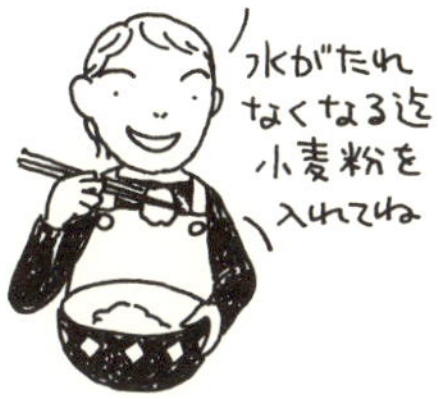
水がたれなくなる迄小麦粉を入れてね

❶ 豆腐は水きりして、
よくつぶす

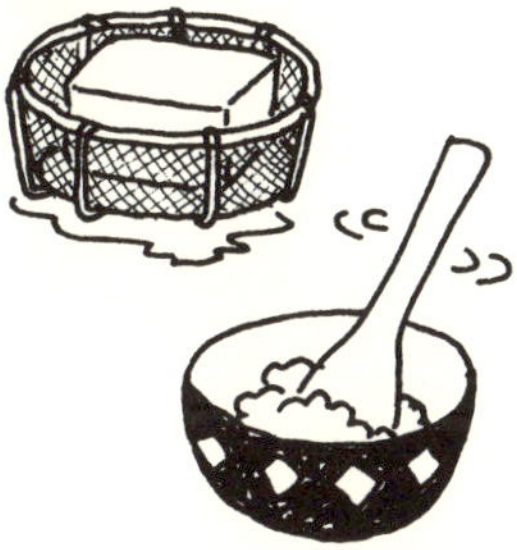

❷

おろしショウガ
(豆腐の１割分)

つなぎの
小麦粉

これらを
❶に混ぜ
合わせる

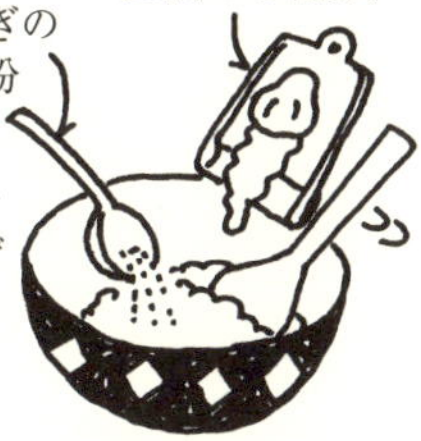

❸

木綿の布か和紙にのばし、
飛びださないように包む

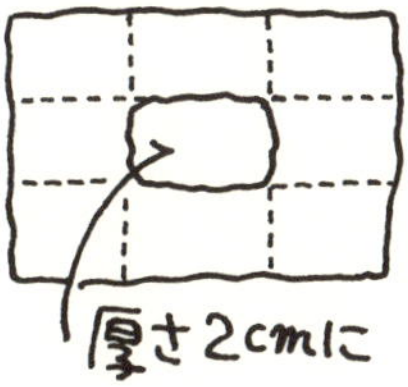

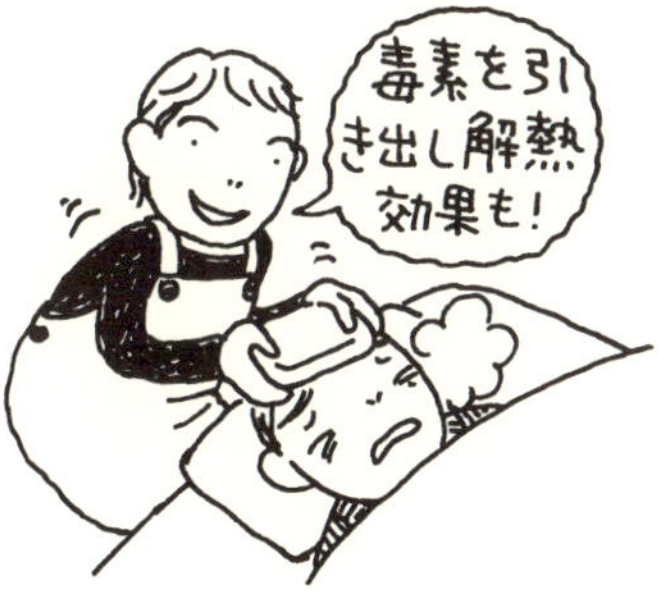
毒素を引き出し解熱効果も!

スギナの温湿布

・冷えがとれ、リウマチも完治

◎冷えや神経の疲れ、痛み、ことに治りにくい膠原《こうげん》病、リウマチなどに効果があります。何年も苦しんだリウマチの人が治った例も多い。

干したスギナの場合は、六十グラムぐらいを水につけてすぐザルに上げ、ビニール袋の中に入れて三十分以上水を吸収させてから布袋へ移し、蒸します。

生ならそのまま、日本手ぬぐいで作った布袋に半分ぐらい、重さにして二百グラムぐらい入れて二十分ほど蒸す。これをタオルかバスタオルに包み、気持ちいい温度にして肝臓とお腹に当てます。

三十〜四十分して冷たくなったらとり、また蒸して腰を温める。これは気持ちよく浸透するため眠ってしまうぐらいで（手当て後、だるくなるのはやり過ぎです）、冷えもとれ、血行も盛んにしてくれます。

お腹と腰の血行を良くしてから、痛いところを温めます。スギナが少ない時はすぐさめるので、上に、ゆでコンニャクを置いて温めてもよい。

スギナは、春から冬枯れの直前まである生命力の強い薬草ですから、スギナが生えている時期にたくさんとって、直射日光で真っ青に干して保存しておくと助けられます。

粉末にして飲んでもよく、料理にも使います。

北海道などではビワ葉はないが、スギナはたくさんあるので大いに利用したらいい。リウマチで関節や指が曲がっても、食養生とこのスギナ茶や温湿布で完治した人も多い。

こうした体験で「自然の力」のすごさ、尊さを知るのです。体で知るには実行以外にありません。

砂療法の絶大な毒出し効果

◎砂の中に首だけ出して、ただ入っているだけで、猛烈な毒素が出てすばらしい効果をもたらします。夏になったら是非なさることをお勧めします。ただし、車やバイクが通るところは危ないので安全なところを選ぶこと。

砂からあがるとスポーツの後のような壮快感があり、また、ひどく眠くなって、よく眠ります。病気を持っている方は、頭が痛くなったり吐き気がしたり、いろいろな好転反応が一時出ますが、また砂にもぐっていると、とれます。結核やガンなど治りにくいものでも、大変効果があります。その他、神経痛、リウマチ、腰、肩の痛みや、特に皮膚病にもてきめんです。どんな病気でもよくないというものはなく、非常に安全な療法です。健康な人でも一年に一回毒出しをしておくとよい。公害・薬害も出してくれます。

病人はなるべく回数を多くすると、その効果は大きい。時間も長くするほうがよい。ただし重病人は疲れるので無理せず、体調に合わせます。

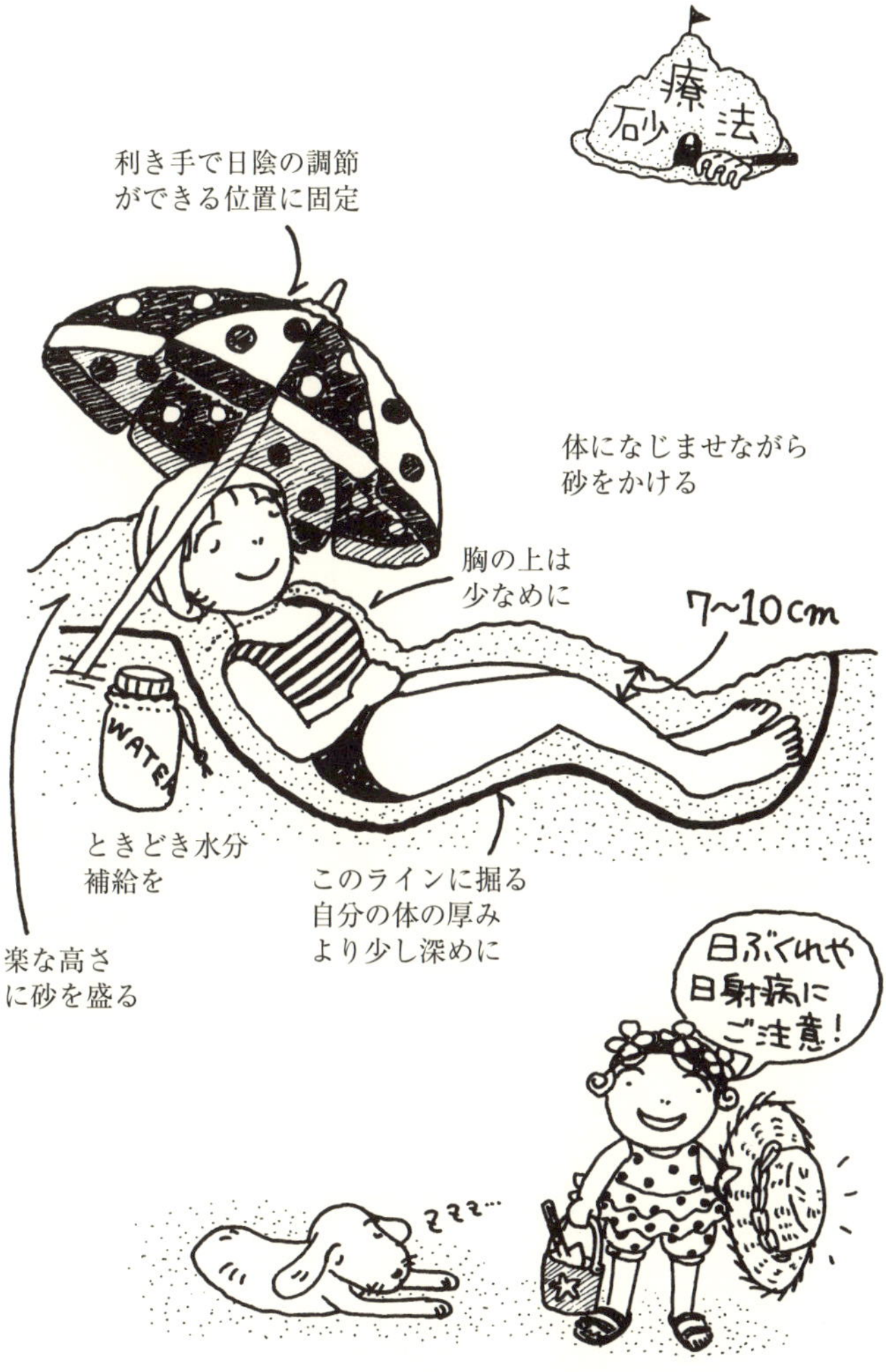
砂療法
利き手で日陰の調節
ができる位置に固定
体になじませながら
砂をかける
胸の上は
少なめに
7~10cm
WATER
ときどき水分
補給を
このラインに掘る
自分の体の厚み
より少し深めに
楽な高さ
に砂を盛る
日ぶくれや
日射病に
ご注意!

砂袋で砂療法が家庭でできる

◎砂療法を、家の中で、夏だけでなく年中できたらいいと思って、この砂袋を考えました。この砂袋を敷いて一晩寝てみますと、体内の毒素であるガス体が、寝ている間に吸い出されて、臭い匂いが出てきます。そして体は軽く楽になっています。慢性化した病人などにも非常にいい方法です。便秘・肩こり・目の疲れ・冷え性・せき・のどの痛み・風邪・胃弱・神経痛・関節炎・肝臓病・腎臓病・糖尿病・ねんざ・打撲・不眠・二日酔い・疲労回復・子宮筋腫・貧血・低血圧・腰痛・リウマチ・ガンなどをはじめ、慢性化した病気、熱などにも応用できます（病気だけでなく、ふだんからの健康維持にも利用できる）。

砂を布袋に入れて人肌で温めると、ほどよい遠赤外線が出て、細胞の中まで自然の摂理に従って整然と活動させることができるようです。一つひとつの細胞が生き生きと活動しだして血行がよくなり、新陳代謝が盛んになるので、健康維持と万病の手当てとして特効があるのだと思います。寒い時はこたつに砂袋を入れて、温めてから使うとよいでしょう。

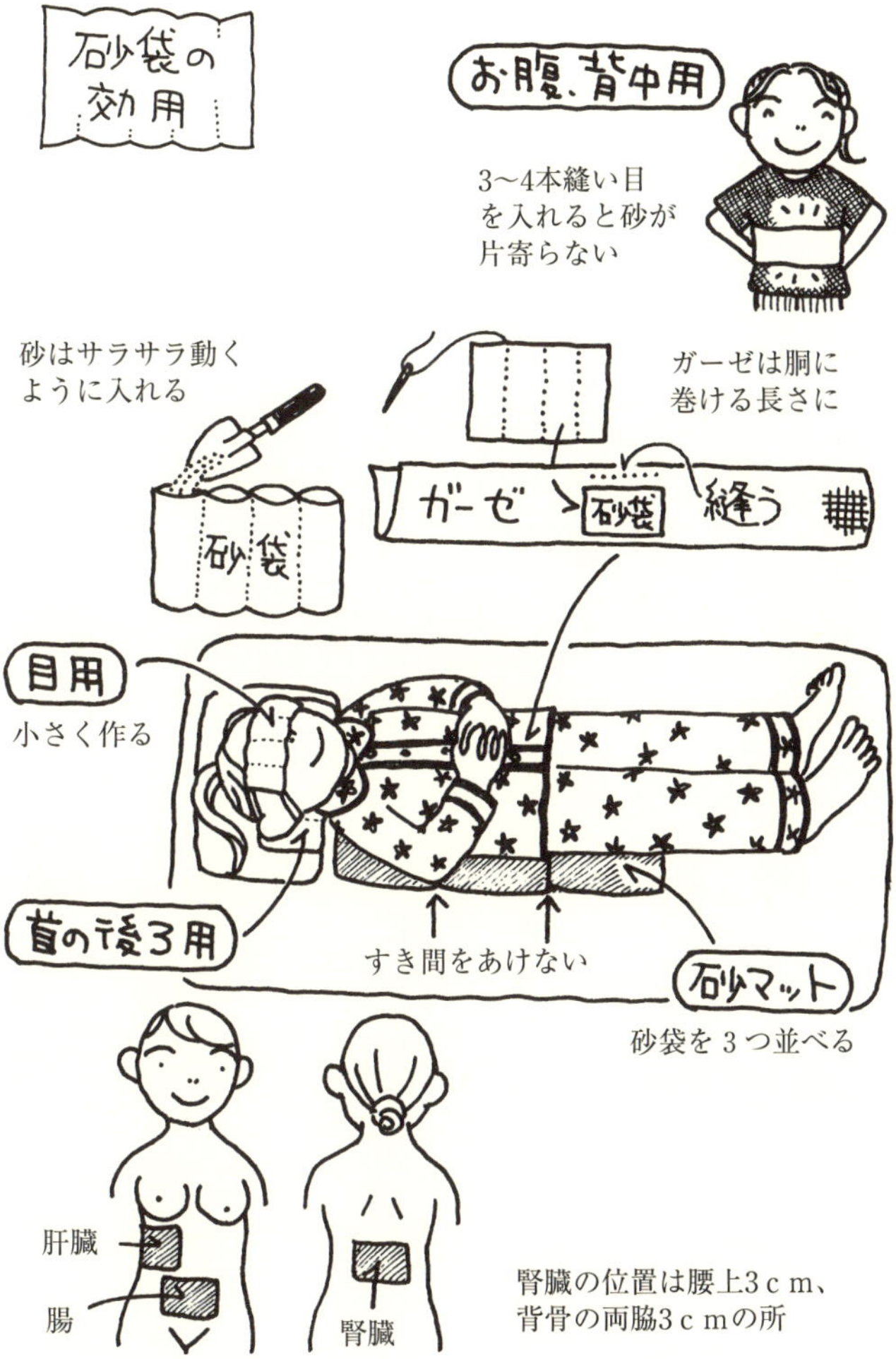
砂袋の効用
お腹、背中用
3〜4本縫い目
を入れると砂が
片寄らない
砂はサラサラ動く
ように入れる
ガーゼは胴に
巻ける長さに
ガーゼ
砂袋
縫う
砂袋
目用
小さく作る
首の後ろ用
すき間をあけない
砂マット
砂袋を３つ並べる
肝臓
腸
腎臓
腎臓の位置は腰上3ｃｍ、
背骨の両脇3ｃｍの所

ビワ葉温灸

・血液を浄化し、健康細胞に変える

◎ビワ葉温灸をすると、痛み・疲れも一度で楽になります。難病・慢性病・ガンなどには非常に効果が大きいのでお勧めしています。辛いところ苦しいところも早く楽になります。ただ、煙が出ることや時間がかかるので嫌う人もいますが、本当に健康になるためには努力がいります。

一時的に化学薬品で治しても、副作用で苦しんで次々と病気をつくるよりは、根本的に細胞に活力をつけ、血液を浄化させる体質に変える重要な役割をしてくれる、これら自然の療法を信じて実行なさることをお勧めします。

ビワの葉にはアミグダリンという特殊な成分があり、これは熱によって皮膚の中深くしみ通ります。温灸療法の場合、その熱は骨や一つひとつの細胞までしみ込んでいきますから、非常によく温まります。そして細胞に活力を与え、血液を浄化する働きを助けます。アミグダリンはガン細胞も健康細胞にしてくれるほどの力で、自然の恵みの尊さを体で感じとれます。私も健康保持のため、疲労の後よく行い、助けられています。

細もぐさと太もぐさの使い分けですが、病人なら細もぐさで、じっくりと押圧しながら行うといいでしょう。細かいところにところにじっくりと気持ちよく入ってくれ、肩こり、背中の痛みも、ああ、楽になったと感じます。

太いもぐさは、ビワ葉のほうも熱の浸透が早いし、大きい。だが、弱い人や体質によっては、これは強すぎて疲れが残る人もいます。慣れた人なら、短時間で疲れもとれ、血行をよくし、お通じもよくなりますから非常に助けられます。私も太もぐさのほうを多く使います。体力のある人なら、このほうがいいでしょう。それぞれの体質に合わせて、体に聞きながら、正しく使っていただきたいと思います。次頁から、図でやり方を説明します。

ビワの葉は、温灸が終わったら温湿布用にして、痛いところにはります。あとはためておいて、お風呂に利用します。

3 基本のツボと、症状のある所に温灸

壁・柱など

基本のツボ
膻中《だんちゅう》
中脘《ちゅうかん》
関元《かんげん》

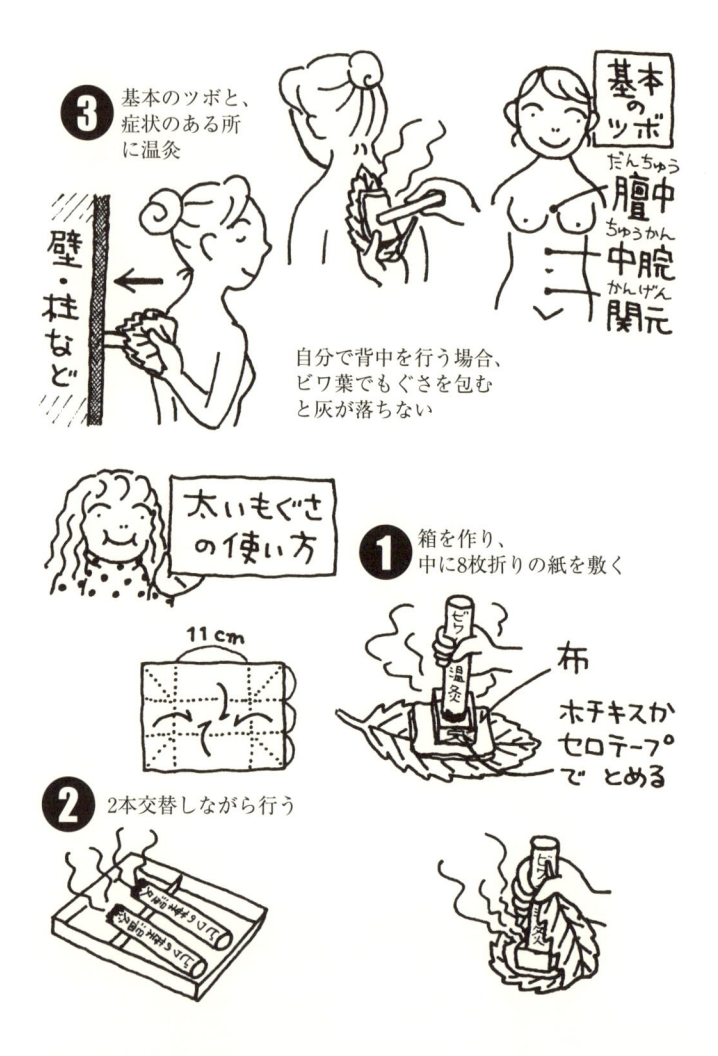

自分で背中を行う場合、ビワ葉でもぐさを包むと灰が落ちない

太いもぐさの使い方

1 箱を作り、中に8枚折りの紙を敷く

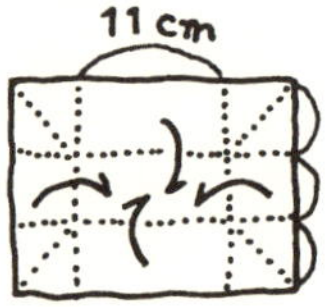

ビワ温灸
布
ホチキスかセロテープでとめる

2 2本交替しながら行う

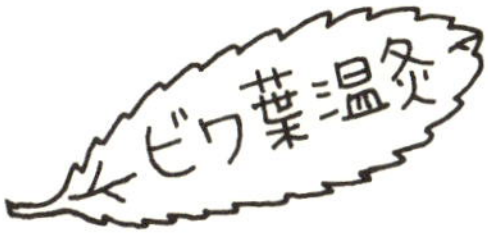

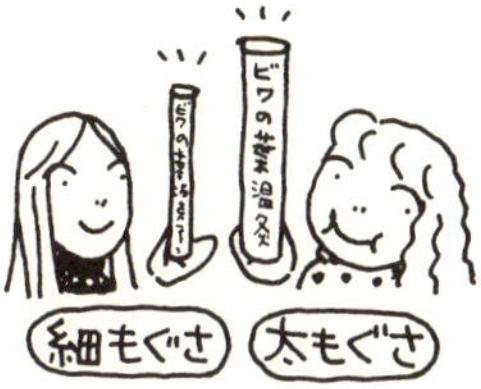

炎の横で回しながら4本同時に火をつける

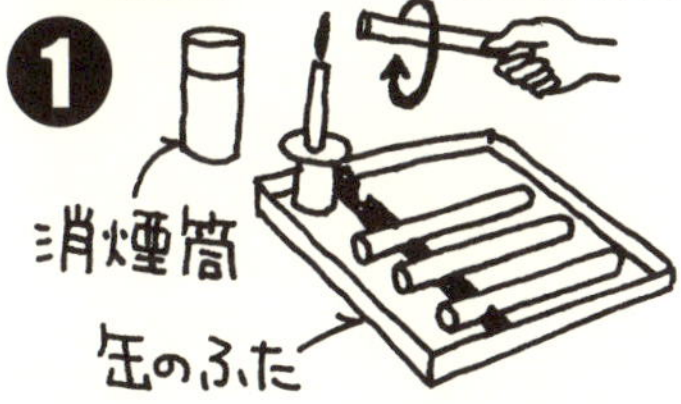

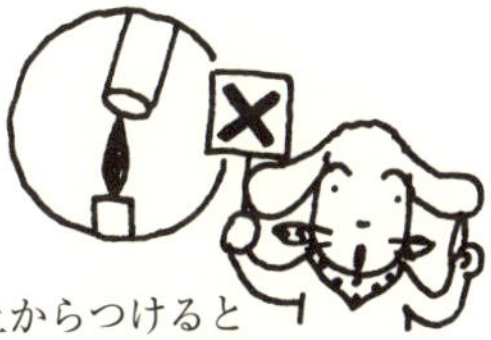

上からつけると
もぐさが燃えちゃうよ

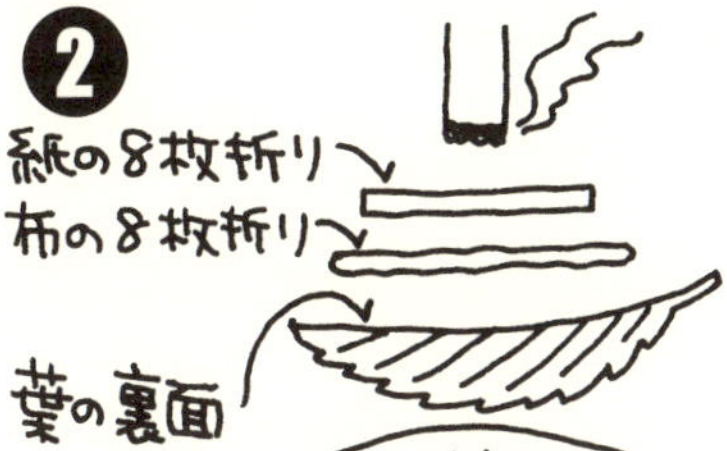

火のついたもぐさを
直角にあてる。
紙と布、ビワ葉を通
して、熱くなるまで
圧を加えて押す

熱くなったら離し、次のもぐさにかえ、次の個所を

温灸のツボを覚えておこう

◎肝臓病その他の難病にきくお灸があります。

患者の外クルブシの周囲に、墨で直径一寸の円を描く。一寸は患者の人差指を曲げて第一関節と第二関節との間を灸法で一寸と呼びます。そのすぐ下に点を描き、その点を頂点にして正三角形を描きます。その底辺は足の表の皮と足裏の皮の合するあたりとなります。この正三角形の三点に、毎日灸を七火ずつすえます（左右合わせると六点になります）。跡が残りますから、二度目からその跡にすえます。ここにビワの葉温灸をしても効果があります。これは顔面神経麻痺・半身不随・婦人病・足の指が冷えて感覚がなくなる人、病名がわからず、クスリも鍼もきかないという人にきく秘伝のものだという。これは長く続けることが大切です。

その他、左頁で灸のツボをご紹介しておきましょう。

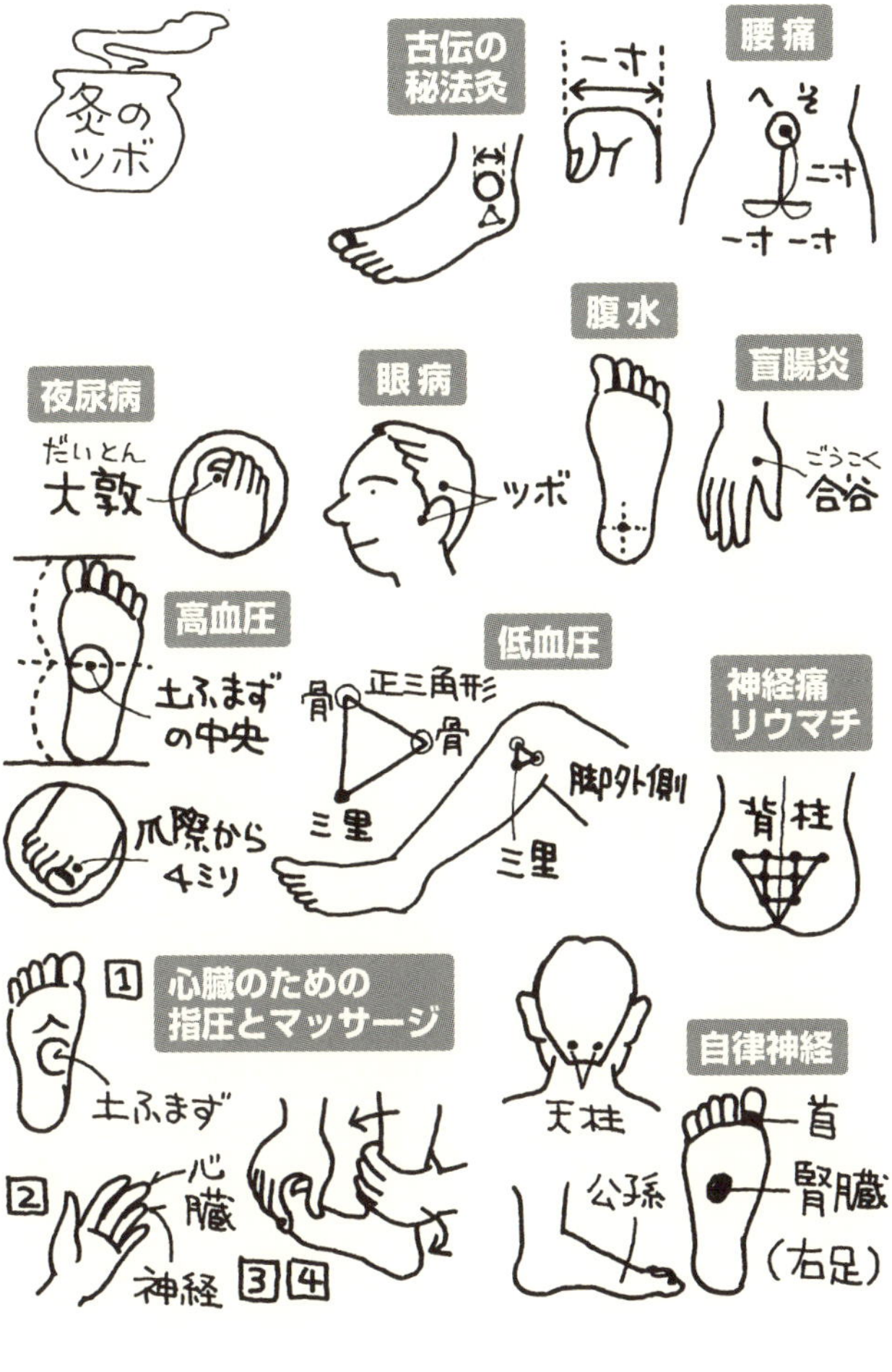
灸のツボ
古伝の秘法灸
一寸
腰痛
へそ
二寸
一寸 一寸
腹水
夜尿病
大敦《だいとん》
眼病
ツボ
盲腸炎
合谷《ごうこく》
高血圧
土ふまずの中央
低血圧
骨
正三角形
骨
三里
脚外側
三里
神経痛リウマチ
背柱
爪際から4ミリ
1
心臓のための指圧とマッサージ
土ふまず
2
心臓
神経
3 4
天柱
自律神経
首
腎臓
公孫
(右足)

薬草茶

・山の晩茶、スギナ茶、タンポポの根のお茶…

◎薬草を煎じて茶がわりに飲むと、万病のクスリになります。年中利用するといいでしょう。

番茶は、上等な日本茶のように刺激物がなく、胃腸の働きを助け、整腸作用があり、薬用として役立ちます。昔から赤ちゃんに飲ませてきたぐらいでした（ただし無農薬）。

私が番茶でこれならとお勧めするのは、薬効が大きい「山の晩茶」です。

これは昔ながらの自然農法で作られており、もちろん無農薬です。そして、普通の番茶の製法でなく、発酵法をとって炒りあげた、古式にのっとった製法で作られています。

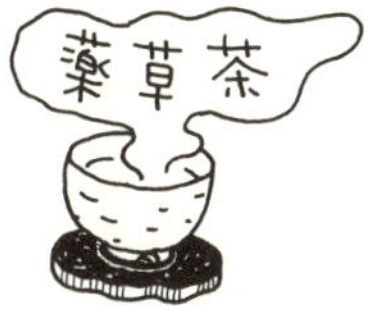

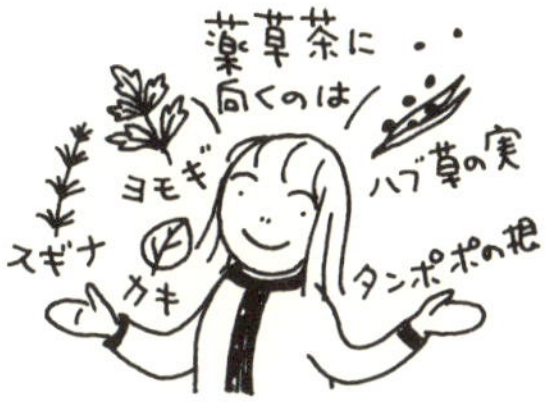

❶ 1日分の薬草
(ひとつかみ) と
水 1000 ccを入れる

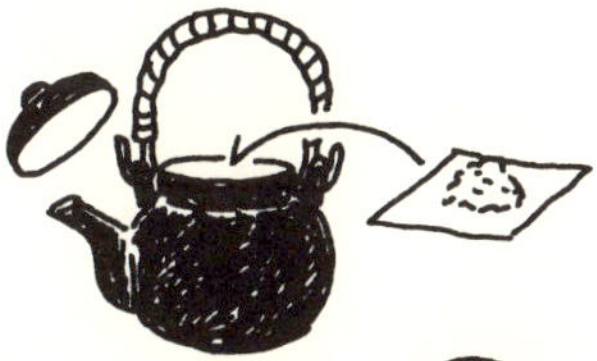

❷ 20〜30分煮詰める。
薬として飲むなら
40〜50分

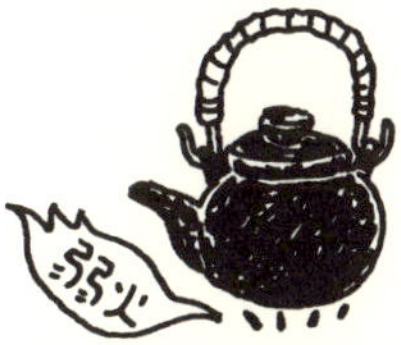

❸ 熱いうち
にこす

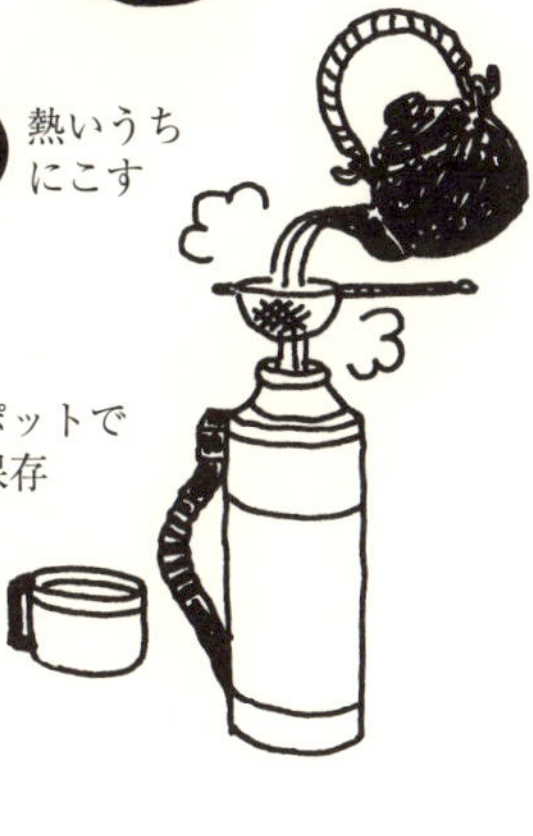

ポットで
保存

食前か食間に

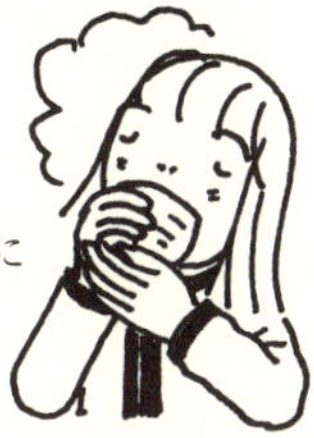

胃がはる人は
食後でもよい

大根療法

・熱さまし、毒消し…

◎大根おろしをさかずきに三杯、おろしショウガその一割分、しょうゆまたは塩少々（みそ汁より少し薄い味にする）、これに熱い番茶または熱湯二合をそそいで一気に飲みます。風邪の熱さましに特効があります。また、肉・魚・貝の中毒の毒消しによい。ただし、肋膜炎・結核虚弱者はいけません。ふだん健康な人でも一日三回以上連用しないこと。後でだるくなります。

また、大根おろしの汁をさかずき一杯にお湯を二杯の割合で混ぜ、一度さっと煮立て、塩二パーセント加え、一日に一合ぐらい飲みます。お小水がよく出ます。

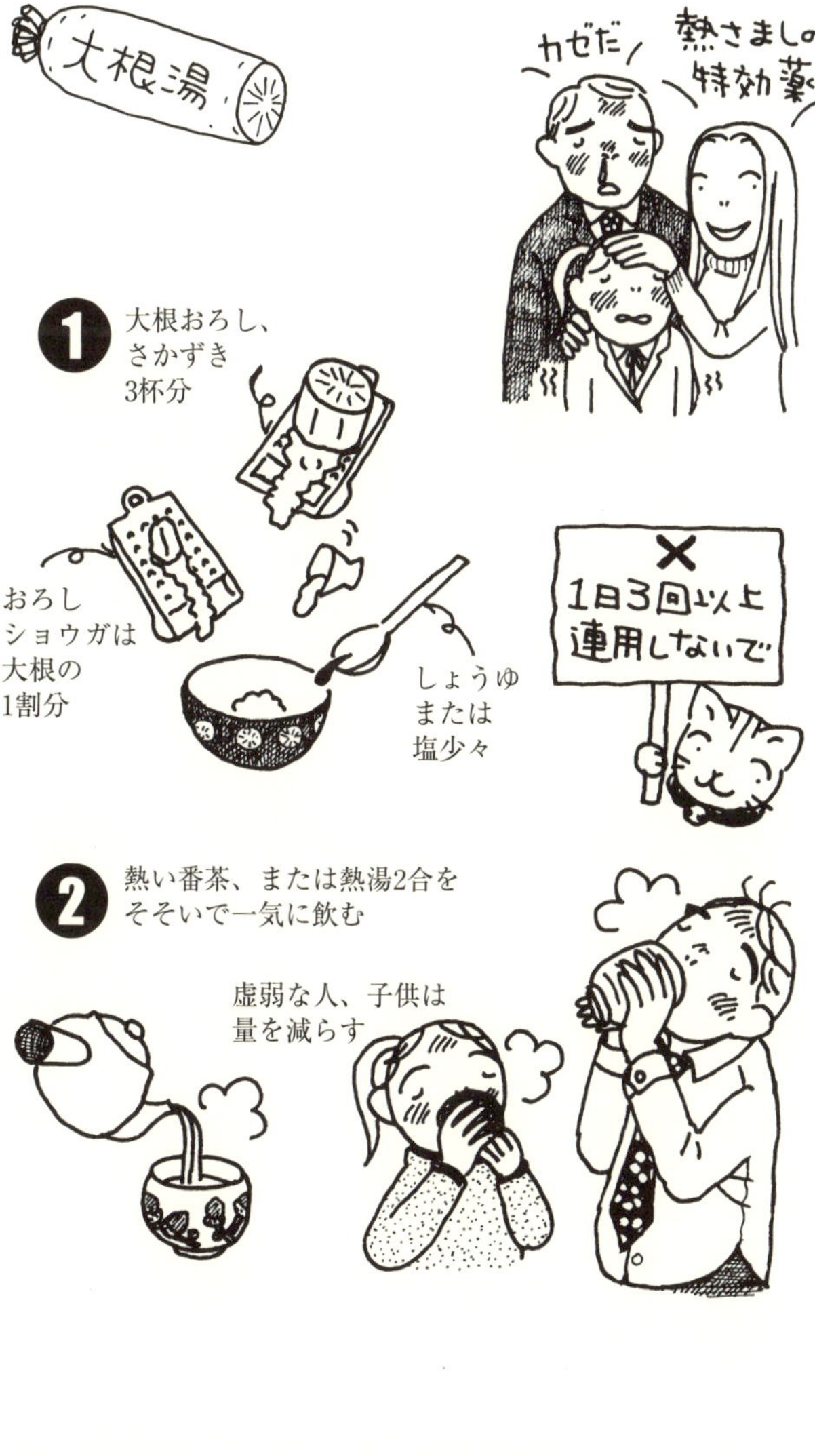
大根湯
カゼだ
熱さましの特効薬
1 大根おろし、さかずき3杯分
おろしショウガは大根の1割分
しょうゆまたは塩少々
×
1日3回以上連用しないで
2 熱い番茶、または熱湯2合をそそいで一気に飲む
虚弱な人、子供は量を減らす

腰湯、足浴でいつも元気な体を維持しよう

◎入浴は、全浴より、半身浴または腰湯を勧めます。湯からあがる時は、足に水をかけるようにします。また、疲れた時や冷え性の人には足浴を勧めます。疲れた時も疲労素をとること妙です。風邪の時は足浴が特効あり。

そして、疲れた時は夜休む際、足を十センチほど高くしましょう。

また、人間は、寒い日でも一日一リットルの汗を出すといわれます。だから布団も湿るのです。下着は化繊をやめて木綿の肌着をつけて、皮膚の健康を考えましょう。女性は特に足腰を冷やさないことです。

腰湯

冬はTシャツ
などを着用

さめてくるので、ポットを
おいて、さし湯して温める

肩に
バスタオル

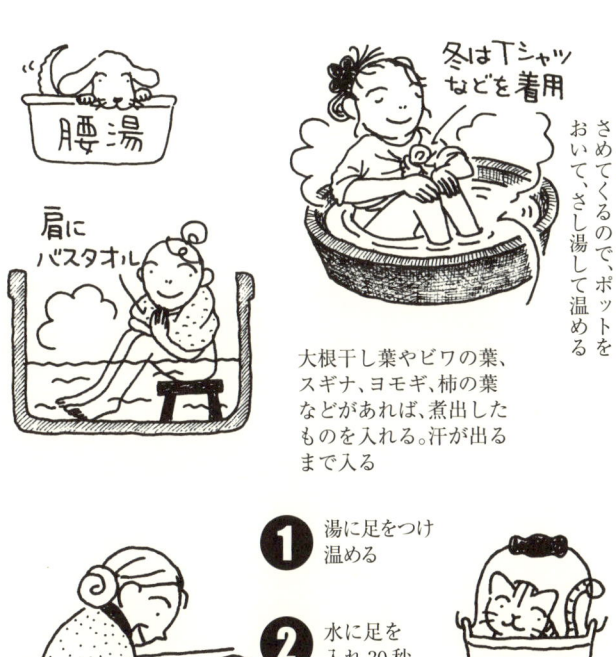

大根干し葉やビワの葉、
スギナ、ヨモギ、柿の葉
などがあれば、煮出した
ものを入れる。汗が出る
まで入る

冷水

足浴

1. 湯に足をつけ
温める

2. 水に足を
入れ30秒
→湯→水→湯
と汗が出るまで
繰り返す

3. 最後に水に
さっとつける

4. 熱い梅干番茶
を飲んで休む

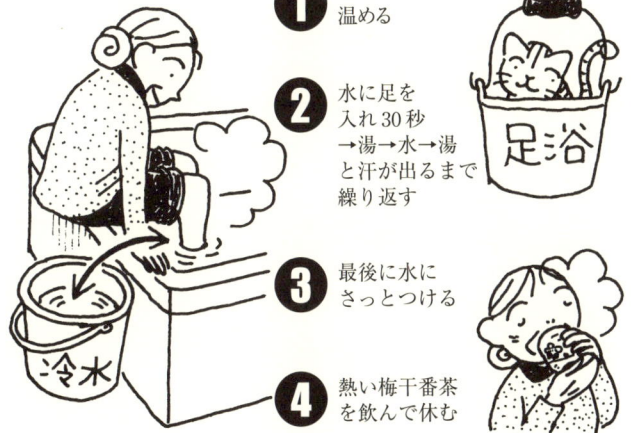

終わりに
――病気は治すものでなく、学ぶものです――。

現代医学で良くならない病気がある。それが、「自然療法」によって治っただけでなく、人生が変わった。なぜでしょう。

それは、「自然の力」の見事な働きです。

食べものを選ぶのは自分だけれど、血液を作り栄養を回すのは「自然の力」です。食を正し、疲労してしまった内臓にすまなかったとの思いでお手当てをする。すると、体が見事にそれにこたえ、元気になり、楽になる。これは「アタマ」でなく「体」でわかる。

いのちは見えませんが、台所にあるものや、野菜・薬草が、これが「いのち」ですよと教えてくれます。

今まで「いただきます」の意味もわからないで生きてきた人が、「食べもののいのちが、私のいのちになってくれる。この自然の恵みをいただきますね」と感謝して食べるようになった。そうしたら、日ごとに体が変わり、元気になっていく。

また、体の外から、コンニャク、ショウガ、里芋、豆腐……と台所にあるものを使って手当てをすると、びっくりするほど体が楽になる。これは、実行した人だけに与えられる「お天道《てんとう》さま」からの贈りものです。

人生は、お天気の日ばかりじゃない。雨も嵐もある。だが、どんなにひどい嵐でも、暗雲のかげには必ず、輝く太陽が待っている。自然は、必ず春は来るからと希望を告げる。

この自然の親切と思いやりに涙を流し、自然の恵みをありがたくいただくことができた時、私自身も死にかけた病から立ち上がることができました。

どんな嵐も一夜でやみ、一年中は吹かない、希望を持つのだよ、と自然は教えてくれました。

紙面の都合で、食と手当て法の説明が詳しくできない面もあります。もっと踏み込んで学びたいという方は、別著『家庭でできる自然療法』（あなたと健康社刊）を参照して下さい。

病気でお悩みの方、悲運に泣く方も、希望を持ちましょう。暗雲のかげに必ず太陽が待っていますから。

東城百合子

・料理教室を開催しています。
食事法や手当て法の勉強会（これは無料）も行っています。

〔連絡先〕
あなたと健康社
TEL　03（3417）5051

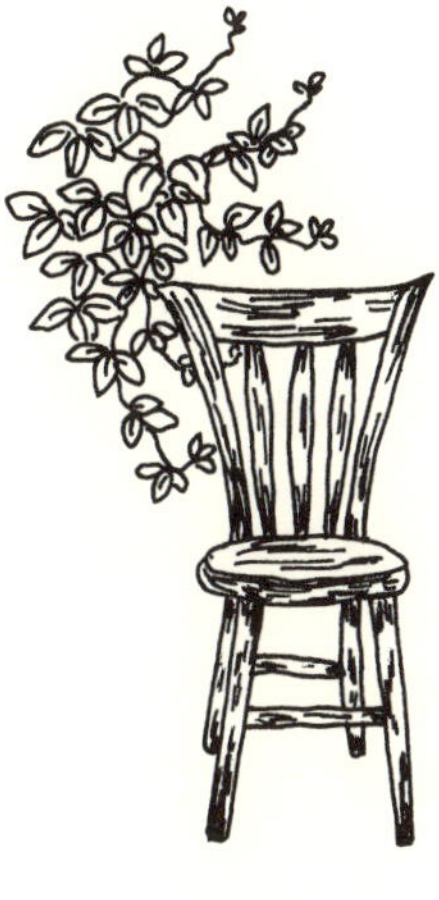

資料整理協力　荒川由紀子

ス

索引（五十音順）

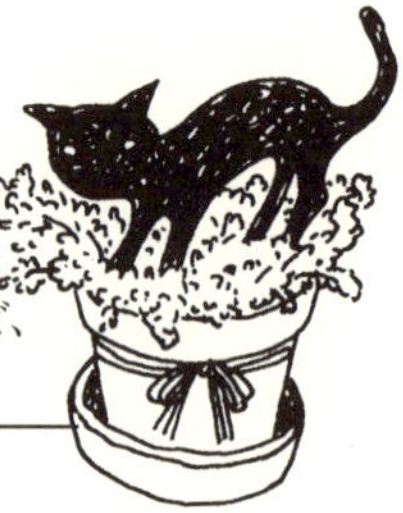

＊ノンブルの後に、カッコで(実践)としているのは、実際の手当て法など、やり方を説明している頁です。

自然療法《しぜんりょうほう》が「体《からだ》」を変《か》える

著　者――東城百合子（とうじょう・ゆりこ）
発行者――押鐘太陽
発行所――株式会社三笠書房
〒102-0072 東京都千代田区飯田橋3-3-1
電話：(03)5226-5734（営業部）
：(03)5226-5731（編集部）
http://www.mikasashobo.co.jp
印　刷――誠宏印刷
製　本――若林製本工場
ISBN978-4-8379-2145-5 C0030

知的生きかた文庫

食生活が人生を変える

東城百合子
Yuriko Tojo

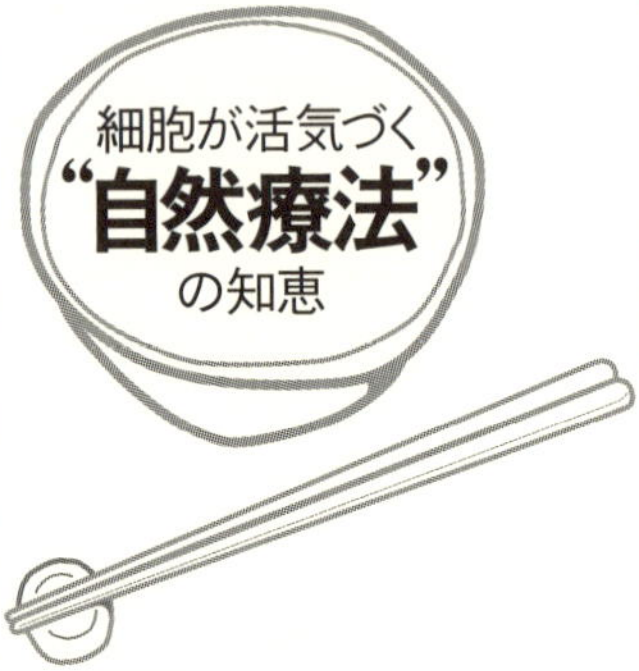

「薬や病院にたよらず健康を保ちたい人」の必読書！

「体の中から生まれ変わる」七つのステップ

■自然の摂理を知れば、「見えない力」を味方にできる
■「細胞の動きを正し、生命力を強める」食事のしかた
■〝九十歳で若者のごとき〟長寿者に共通する生活習慣
■治りにくい病も、肝臓、腎臓が回復すれば健康はもどる
■「体から毒素を出す」のが健康維持の秘訣です
■ちょっと体調が良くないときの、すぐ役立つ「自然療法の知恵」
■家庭で誰でもできる「病気別・食事療法と手当て法」

〝自然治癒力を高める〟24時間の生活術！

——すべての源は「食」にある

CT10001